AF318294

DES

GOUTTIÈRES EN LINGE PLATRÉ

MOULÉES DIRECTEMENT SUR LES MEMBRES,

DE LEUR EMPLOI DANS LE TRAITEMENT

DES FRACTURES SIMPLES OU COMPLIQUÉES

DES RÉSECTIONS ET DES AFFECTIONS CHIRURGICALES DES MEMBRES

(Avec 7 figures gravées sur bois)

PAR

Le Dr F.-J. HERRGOTT

Chevalier de la Légion d'honneur
Professeur à la Faculté de médecine de Nancy, Médecin honoraire de l'hôpital de Strasbourg
Membre correspondant de la Société de Chirurgie de Paris

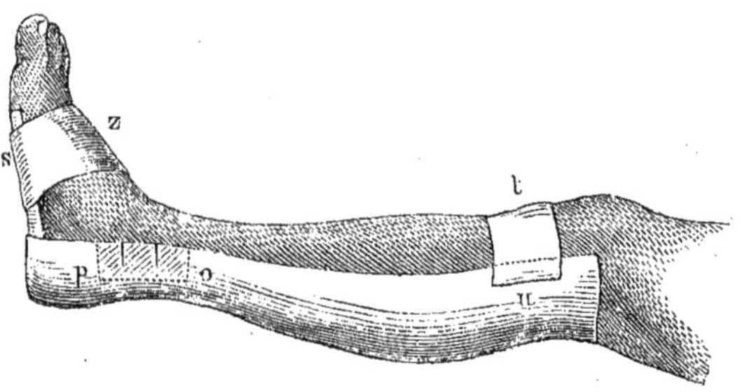

PARIS

BERGER-LEVRAULT ET Cie | J.-B. BAILLIÈRE ET FILS

LIBRAIRES-ÉDITEURS   LIBRAIRES-ÉDITEURS

5, Rue des Beaux-Arts | Rue Hautefeuille, 19

1874

DES

GOUTTIÈRES EN LINGE PLATRÉ

NANCY, IMPRIMERIE BERGER-LEVRAULT ET Cie

DES

GOUTTIÈRES EN LINGE PLATRÉ

MOULÉES DIRECTEMENT SUR LES MEMBRES,

DE LEUR EMPLOI DANS LE TRAITEMENT

DES FRACTURES SIMPLES OU COMPLIQUÉES

DES RÉSECTIONS ET DES AFFECTIONS CHIRURGICALES DES MEMBRES

(Avec 7 figures gravées sur bois)

PAR

Le Dr F.-J. HERRGOTT

Chevalier de la Légion d'honneur
Professeur à la Faculté de médecine de Nancy, Médecin honoraire de l'hôpital de Strasbourg
Membre correspondant de la Société de Chirurgie de Paris

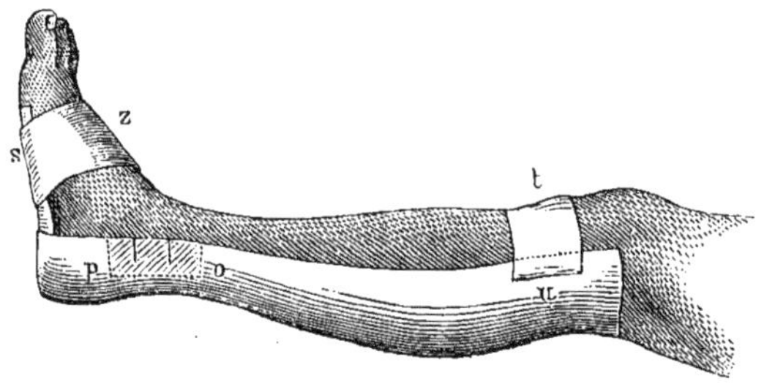

PARIS

BERGER-LEVRAULT ET Cie | J.-B. BAILLIÈRE ET FILS
LIBRAIRES-ÉDITEURS | LIBRAIRES-ÉDITEURS
5, Rue des Beaux-Arts | Rue Hautefeuille, 19

1874

GOUTTIÈRES EN LINGE PLATRÉ

MOULÉES DIRECTEMENT SUR LES MEMBRES ET VERNISSÉES

———

Les trois indications capitales dans le traitement des fractures sont : de les réduire, de les maintenir réduites et de combattre les accidents. Quel est le chirurgien qui, après la réduction d'une fracture compliquée surtout, n'ait exprimé, comme le professeur Sédillot (1), le vœu de posséder une substance, dont la solidification immédiate immobilisât, entre ses mains, le membre redressé par lui ?

Ce vœu, depuis longtemps réalisé par le plâtre coulé ou incorporé dans des bandes, laissait cependant le chirurgien en défiance contre son emploi, puisque les appareils confectionnés jusqu'ici ne permettaient pas facilement de remplir la 3ᵉ indication, qui, en pratique, est aussi importante que les deux autres.

Les membres entourés complétement d'un moule en plâtre coulé ou par une carapace de bandes plâtrées étaient exposés à l'étranglement et à des accidents de toute nature dont le chirurgien pouvait n'avoir connaissance que quand ils avaient causé souvent d'irrémédiables désordres.

Frappé des avantages que donne le plâtre uni au linge, nous avons cherché à les utiliser dans la construction d'appareils qui ne pussent pas étrangler les membres et qui permissent de les laisser sous les yeux du chirurgien pendant toute la durée du traitement. La forme que nous avons adoptée depuis près de dix ans et que nous avons employée dans des centaines de cas, et vu adopter par nos collègues, nos élèves et d'autres chirurgiens,

(1) *Méd. opér.,* 3ᵉ éd., I, 74.

est celle de gouttières en linge plâtré, exactement et directement
moulées sur les membres.

La *gouttière* a été employée de tout temps dans le traitement
des fractures, Hippocrate en parle trois fois dans ses écrits, dans
des termes qui, il est vrai, ne sont pas très-favorables à cet appareil ; il mentionne la gouttière comme un appareil déjà ancien,
qui a surtout la faveur du public. Il faut citer tout entier les pas-
sages des écrits du père de la médecine, ce texte étant le point
de départ de tout progrès ultérieur, la base de toute discussion.

Nous lisons dans l'*Officine du Médecin*, § 14 (1) : « Les gout-
« tières doivent être mises sous le membre inférieur tout entier, et
« non sous la moitié ; pour s'en servir, on se déterminera d'après
« l'affection et d'après les inconvénients qui sont inhérents à ce
« moyen. »

« A l'égard des gouttières (dit Hippocrate dans le *Traité des*
« *fractures*) (2) qui se placent sous la jambe fracturée, je ne sais
« quel conseil donner, soit d'en user, soit de s'en abstenir. Elles
« servent sans doute, mais pas autant que le croient ceux qui les
« emploient. En effet, elles n'obligent pas, ainsi qu'on le suppose,
« le blessé à rester dans l'immobilité ; car, d'une part, le corps
« se tournant d'un côté ou de l'autre, la gouttière ne contraint
« pas la jambe à ne pas le suivre dans ce mouvement, à moins
« que le blessé lui-même n'y fasse attention ; d'autre part, elle
« n'empêche pas, non plus, la jambe de se mouvoir sans le corps
« d'un côté ou de l'autre. De plus, il est pénible pour le blessé
« d'avoir un morceau de bois étendu sous la jambe, à moins
« qu'on ne le rembourre de quelque chose de mou. Mais la gout-
« tière a beaucoup d'utilité, quand il s'agit de changer de lit ou
« d'aller à la selle. On peut donc, avec ou sans gouttière, bien et
« mal conduire le traitement. Mais les gens du monde déchargent
« plus facilement le médecin de toute responsabilité, quand il a
« mis une gouttière ; et cependant cette pratique est moins con-
« forme à l'art.

« Une gouttière (3) qui, mise sous la cuisse, ne dépasserait pas le
« jarret, nuirait plus qu'elle ne servirait. Elle n'empêcherait ni le
« corps ni la jambe de se mouvoir sans la cuisse, elle incommo-

(1) Éd. de Littré, t. III, p. 319.
(2) *Ibid.*, p. 47 .
(3) *Ibid.*, p. 491.

« derait par son contact avec le jarret, elle exciterait à faire ce
« qui doit surtout être évité : ce qu'il faut éviter surtout, c'est la
« flexion du genou. Ce mouvement causerait le plus grand dé-
« rangement dans les pièces de l'appareil ; la cuisse et la jambe
« étant bandées, celui qui fléchirait le genou, ferait nécessairement
« prendre aux muscles des positions différentes ; nécessairement
« aussi les fragments auraient du mouvement. Le point capital
« est donc de tenir le genou dans l'extension. Je suis porté à
« penser qu'une gouttière qui embrasserait en dessous le membre
« inférieur, depuis l'ischion jusqu'au pied, serait utile ; d'ailleurs,
« une écharpe entourerait d'une manière lâche le jarret avec la
« gouttière, comme les enfants sont emmaillotés dans leur lit, et,
« si la cuisse venait à faire une saillie vicieuse en haut ou latéra-
« lement, on la maintiendrait mieux de la sorte avec la gouttière.
« Il faut donc mettre la gouttière depuis l'ischion jusqu'au pied,
« ou n'en pas mettre du tout. »

D'après Celse, l'emploi de la gouttière est usuel pour le traitement des fractures de l'extrémité inférieure ; voici ce qu'il en
dit (1) : « *Commune vero ei cruri femorique est, quod ubi deligatum*
« *est, in canalem conjiciendum est. Is canalis inferiori parte fora-*
« *mina habet, per quæ, si quis humor excesserit, descendat : et a*
« *planta moram, quæ simul et sustineat eam, et delabi non patia-*
Il est impossible de dire plus de choses importantes en moins
de mots et de mieux les dire. La gouttière, comme on voit, a subi
dans Celse d'importantes modifications ; elle est garnie d'une
« *tur : et a lateribus cava, per quæ, loris datis, mora quidem crus*
« *femurque, ut collocatum est, detineat. Esse etiam is debet, a planta,*
« *si crus fractum est, circa poplitem ; si femur, usque ad coxam ;*
« *si juxta superius caput femoris, sic, ut ipsa quoque ei coxa insit.* »
semelle pour fournir au pied un soutien et le maintenir dans une
bonne direction ; aux parties latérales se trouvent des ouvertures
moyennant lesquelles des courroies engagées peuvent, par des
pressions, maintenir la rectitude des fragments ; à la partie inférieure se trouvent des ouvertures par lesquelles le pus peut s'écou-
ler dans les fractures comminutives.

Cet appareil reste dans la pratique ; Galien, dans son Commen-
taire sur le livre des fractures d'Hippocrate (2), en parle comme
d'un appareil souvent employé. « *Apud nos autem quidam me-*

(1) Lib. VIII, c. X, § 5.
(2) *Apud Juntas* 1565, t. III, f° 239 et recto.

« *dicus ejusmodi canales complures habebat ex tilia confectos,*
« *sic ut ad singula crura eos adhiberet, qui magnitudini membri*
« *responderent.* »

Mais il parle aussi d'un appareil inventé depuis peu, dit-il, appelé *glossocome,* qui est plus particulièrement décrit dans Oribase ; ce mot de glossocome, dans l'étymologie duquel on ne trouve rien qui rappelle un appareil pour un membre fracturé, m'a intrigué pendant longtemps ; à force de chercher, on finit par trouver, dit-on, mais on rencontre souvent aussi autre chose que ce qu'on cherchait ; or, voici ce que dit Kraus dans son savant livre intitulé : *Kritisch-etymologisches medizinisches Lexicon* (1) :

« *Glossocomion, glossocomon,* τό γλωσσοκομεῖον, γλωσσοκομίον, γλωσ-
« σοκομον, *bei Galen eine Beinlade, zum Verbande bei Schenkel-*
« *brüchen u. s. w., sonderbar entstanden aus* γλῶσσα, *die Flœten-*
« *spitze, Flœtenzunge! und* κομεω; *s. u. Nosocomion,* Γλωσσοκομίον, *hiess*
« *zuerst : Futteral für diese Flœtenzungen, um sie auf Reisen gut*
« *zu bewahren; dann Flœtenfutteral, dann Beinlade.* » Ainsi : étui à anche (languette), puis étui pour toute la flûte, enfin, par similitude, gouttière pour y placer une jambe ou le membre inférieur tout entier comme dans un étui ; on y adapte plus tard des moyens d'extension et de contre-extension ; on en fait une gouttière perfectionnée.

Voici la description de cet ingénieux instrument telle qu'Oribase la donne d'après Galien (2) :

« Ce n'est point sans raison, ce me semble, que des médecins
« d'une époque comparativement récente ont inventé le *glosso-*
« *come,* machine bonne pour favoriser la formation du cal, qu'il
« s'agisse d'une fracture de la cuisse ou de la jambe : à l'extré-
« mité inférieure de cette machine est fixé un axe sur lequel on
« amène, pour l'en entourer, les bouts des lacs qui lient le mem-
« bre des deux côtés opposés (extension et contre-extension) ; quant
« aux lacs, ils doivent être placés sur les extrémités de l'os qui
« est en traitement. Ces lacs seront composés de deux cordons
« d'égale longueur, de manière qu'il y ait quatre chefs pour chacun
« des deux lacs, deux à droite et deux à gauche. Quant à ces
« chefs, on amènera à l'axe ceux qui appartiennent aux lacs in-

(1) Wien, 1832, 2. Aufl., p. 343.

(2) *Œuv. d'Oribase,* trad. par Bussemaker et Daremberg, t. IV, p. 355, fig. p. 692.
— Dans Galien, édition citée plus haut, t. III, au verso de la feuille 239, on trouve aussi la figure.

« férieurs, en les faisant passer par les trous qui se trouvent à
« l'extrémité inférieure du glossocome, tandis qu'on fera marcher
« d'abord les bouts du lacs supérieur vers la partie supérieure
« du glossocome, pour les faire passer, eux aussi, par des trous
« qui existent sur les côtés de la machine ; ces trous doivent con-
« tenir des poulies dans leur intérieur. Ensuite il faut, des deux
« côtés, ramener les bouts des lacs dont nous venons de parler,
« des parties extérieures du glossocome sur l'axe : il résulte de
« ces dispositions qu'un seul tour de l'axe suffira pour exercer
« également une traction sur les deux lacs, à savoir : une traction
« vers le bas sur celui qui entoure l'extrémité inférieure du
« membre fracturé, et une traction vers le haut sur l'autre ; en
« conséquence, après avoir donné au membre sa position requise,
« il ne dépendra dès lors que de vous de corriger chaque jour
« la traction que les lacs exercent dans les deux sens opposés,
« en exagérant ou en diminuant leur degré de tension ; en effet,
« l'axe attire le lacs qui se trouve à la partie inférieure du mem-
« bre, à l'aide d'une traction directe, et le lacs supérieur à l'aide
« de la traction dite traction par réflexion de mouvement. »

Que devint dans la pratique cette ingénieuse gouttière ? Le
silence des auteurs ne le fait que trop présumer ; à deux ou trois
siècles de là, Paul d'Égine parlant du traitement des fractures de
la jambe dit (1) : « Quelques-uns placent le membre fracturé ou
« la jambe tout entière sur une gouttière soit en bois, soit en
« terre cuite. D'autres n'y placent que des fractures compliquées
« de plaies, parce que, disent-ils, on ne peut la serrer dans les
« attelles. Toutefois, les modernes ont repoussé complétement
« l'usage des gouttières, et cela par plusieurs raisons, mais prin-
« cipalement à cause de la dureté qui blesse les parties. »

Que devint la gouttière et le glossocome entre les mains des
médecins arabes ? Nous ne le savons ; nous n'avons pu faire à cet
égard des recherches personnelles ; ne voulant relater que ce que
nous avons pu voir nous-mêmes, nous n'en dirons rien.

Guy de Chauliac parle du glossocome, mais sans en recommander
l'emploi ; sa description, qui est fort succincte, fait penser qu'il
n'avait pas une idée claire de l'appareil (2). Plus loin, parlant du
traitement des fractures de la cuisse et de la jambe, il dit (3) :

(1) L. VI, ch. 106, trad. de René Briau, p. 435.
(2) Traité III, Doct. I, chap. V, p. 270 de l'éd. de L. Joubert, Rouen, 1541.
(3) *Ibid.* Tr. V, Doct. I, chap. VII, p. 396 et 397.

« Quelques-uns, comme Lanfranc, et plusieurs modernes, le
« mettent dans une caisse ou berceau, jusques aux pieds......
« J'approprie à la fracture de la jambe les engins de la cuisse. »
Malgaigne, dans son Introduction aux œuvres de Paré, dit ce
qu'était devenu, au xvᵉ siècle, le traitement des fractures (1).
Paré commet la plus étrange confusion quand il dit (2) : « On peut
« appeler, selon Hippocrate, les *cassoles*, torches et tous les
« autres instruments qu'on accommode aux fractures pour tenir
« le membre en figure droite et indouloureuse, *Glossocomes*,
« c'est-à-dire engins ou machines, lesquels on applique pour
« tenir les membres en estat sans que le malade les puisse remuer
« aucunement à dextre ou à senestre, haut ou bas, soit en veil-
« lant ou en dormant : et pour le dire en un mot, *Glossocomes*
« signifie tous instrumens qui servent à réduire les fractures ou
« luxations. » Dans la pratique, cet instrument n'est pas employé.
Quand il préside au pansement de sa propre fracture, il y fait
mettre des bandes et des attelles et non une gouttière (3).

Il paraît que la gouttière ou boîte composée de quatre pièces :
une semelle, un plancher et deux murailles réunies par des
gonds ou charnières et garnies de matelas à chaque paroi, était
d'un emploi assez usuel à la fin du xvIIIᵉ siècle, puisque J.-L. Petit,
dans son *Traité des os*, dont la première édition est de 1705, en
la décrivant, la nomme la *boîte ordinaire;* elle est le point de
départ de l'appareil qu'il présenta à l'Académie royale des sciences,
le 17 décembre 1718, dont la description et la figure furent données dans les Mémoires de l'Académie (4), description et figure
reproduites dans les 2ᵉ et 3ᵉ éditions de cet ouvrage classique.
Dans le discours préliminaire mis par Louis à la tête du *Traité
des maladies des os*, se trouve, page 78 de la 3ᵉ édition (Paris,
P. G. Cavelier, 1758), une excellente gravure en taille-douce de
cet appareil, qui en donne une meilleure idée que celle des Mémoires de l'Académie, exactement reproduite dans la Chirurgie de
Heister.

Cet appareil diffère de la boîte ordinaire par ce qu'au lieu de
plancher en bois, il a une espèce de lit de sangle formé par

(1) Introd., p. cci.
(2) XIIᵉ Livre des bandages, éd. Malg., t. II, p. 291.
(3) T. II, p. 328 et suiv.
(4) *Histoire de l'Académie royale des sciences*, année 1718. Paris, 1741, 4°,
p. 309, pl. 16.

du coutil cloué sur un châssis et qu'il porte un second châssis à crémaillère placé sous la boîte, qui permet de l'élever ou de l'abaisser à volonté et de fléchir le genou au degré voulu.

Les avantages qui, pour J.-L. Petit, résultent de ces modifications de structure, sont de permettre d'élever ou d'abaisser la jambe au gré du malade, de varier sa position, de rendre le pansement plus facile, car le membre étant élevé à la hauteur voulue, il est maintenu ainsi par des aides pendant que l'appareil est replié, nettoyé et replacé. Le lit de sangle en coutil constitue, pour le membre, un mode de sustentation doux et solide : le membre s'y moule et s'y trouve à l'aise, le talon ne devient pas douloureux (1).

Il est curieux de voir, pendant plus d'un siècle, cet appareil attribué par l'Allemagne savante à Heister, quoique ce chirurgien allemand dise formellement qu'il n'en est pas l'auteur et qu'il appartient au célèbre chirurgien français. Cette erreur fut cependant si généralement accréditée, que le plus scrupuleux des auteurs allemands, Gurlt, qui la rectifie dans une note de son livre classique : « *Handbuch der Lehre von den Knochenbrüchen* » (Berlin, 1862, I, p. 402), trouvant n'avoir pas assez fait pour les intérêts de l'histoire et de la justice, consacre dans les *Archiv. für die klin. Chirurgie von Langenbeck* (2), un long article rectificatif intitulé : « *Historische Notiz über die J. L. Petit'sche, fälschlich Heistersche Beinlade* », avec l'épigraphe : « *Cuique suum* ». Dans cet article, il est dit : « *Baudens hat neuerdings diesen Kasten noch einmal erfunden* », ce qui n'est pas rigoureusement exact, comme nous allons voir.

Baudens, en improvisant sa boîte avec des caisses à biscuits dans les défilés de l'Atlas, en juillet 1831, faisait d'abord un appareil à contention simple, puis un appareil à extension permanente, quelque chose d'analogue au glossocome plutôt qu'une copie de la boîte de J.-L. Petit ; c'était, si on veut, la vieille boîte à quatre planchettes, mais par la disposition des parois on pouvait, comme dans la gouttière de Celse, exercer une action latérale directe sur les fragments et aussi une extension continue du membre ; nous accorderons volontiers qu'à cette époque, Baudens, stimulé par la nécessité, ait été plus ingénieux qu'instruit, et que

(1) II, p. 283 et suiv.
(2) T. VII, p. 891.

plus tard même, quand il a présenté son travail à l'Institut (1), il avait considérablement négligé l'histoire, ce qui est une faute grave, car sans histoire, on est sans cesse condamné à rechercher ce qui avait déjà été trouvé. Nous ne mentionnerons qu'en passant, pour ne pas encourir le reproche d'omission, la machine inventée par Lafaye, présentée par lui à l'Académie de chirurgie et employée avec succès par Courtavoz dans un cas de fracture très-grave de la jambe; elle est décrite dans le tome II, p. 415-425 de l'édition in-4° des *Mémoires de l'Académie royale de chirurgie* et figurée pl. XXI de ce volume ; elle constitue, à proprement parler, un appareil fenêtré entourant la totalité du membre, et non une gouttière, quoique quelques auteurs l'aient appelée ainsi.

Ayant particulièrement en vue le traitement des fractures compliquées, nous ne parlerons pas des gouttières en carton qui sont très-employées dans des fractures simples, attendu qu'elles ne peuvent convenir dans les fractures avec plaie, puisque ces appareils, exposés à l'humidité, se déforment très-rapidement. Quant aux gouttières en fer-blanc ou en autre métal, simples ou compliquées, recommandées encore naguère par un chirurgien allemand (2) comme méthode générale de traitement, je ne puis en parler, n'en ayant jamais vu employer nulle part. Une seule fois, en 1856, j'ai utilisé comme gouttière coudée un vieux chéneau en fer-blanc dans une fracture compliquée du coude, moyennant lequel j'avais installé assez bien le membre et rendu le pansement facile. Mais cet appareil n'a jamais pu avoir que le caractère d'un appareil provisoire ; il a été nécessaire de le remplacer en peu de temps ; momentanément il avait rendu de très-réels services dans ce cas difficile et procuré au malade, pendant quelques jours, un repos réparateur.

Nous verrons plus loin comment nous avons pu remplacer avantageusement cet appareil dans des cas analogues.

Mayor proposa, en 1837 (3), des attelles plates en treillis de fil de fer qu'il convertit en gouttières et qu'il modifia de façon à les adapter à tous les membres et à leurs diverses espèces de fractures. Dans sa haine contre ce qui avait été fait et employé

(1) 7 août 1854.

(2) LŒWENHARDT. *Sendschreiben an Rust.* Prenzlau, 1840.

(3) *Nouveau Système de déligation chirurgicale.* Paris, chez Germer-Baillière, t. II, p. 148, pl. I, II, III.

avant lui en matière de pansement et de déligation, il proscrivit les attelles en bois et autres.

Les gouttières en fil de fer que le chirurgien de Lausanne proposa sont d'une construction facile, mais telles qu'elles sont sorties de ses mains, elles ne sont pas susceptibles d'exercer une contention efficace ; elles ont été peut-être l'idée première des gouttières de Bonnet ; le célèbre chirurgien de Lyon les rendit plus solides, et il les fit étamer pour les soustraire à la rouille et leur donner plus de cohésion ; adaptées surtout aux extrémités inférieures et au tronc, elles constituent un appareil que rien ne peut remplacer dans certains cas spéciaux ; mais cette gouttière est un appareil fort cher dont la construction demande du temps et dont l'application au traitement des fractures de la jambe laisse bien à désirer.

On a proposé, dans ces derniers temps, un assemblage de trois attelles en treillis de fil de fer étamé, réunies en charnières et pouvant se plier l'une sur l'autre de façon à n'occuper, dans une caisse à pansement, que l'épaisseur d'une seule attelle en bois ; ces attelles métalliques pouvant se plier, m'ont paru être de nature à rendre des services comme pansement provisoire, en raison de la rapidité avec laquelle elles peuvent être appliquées dans un moment de presse, mais je doute fort que le malade puisse les supporter longtemps malgré tout le remplissage dont on pourrait les garnir, et subir avec elles une durée de traitement qui excède quelques jours.

M. le docteur Sarazin, notre collègue à la Faculté, a, dans le courant de l'année 1871, présenté à la Société de chirurgie des appareils confectionnés en toile métallique renforcés d'attelles en bois qui me paraissent constituer aussi des gouttières (1) ; n'ayant point employé ces appareils ni vu d'autres les employer, nous ne pouvons apprécier les services qu'ils peuvent rendre.

La boîte de Baudens, cette reproduction presque exacte de la *boëte* du XVIIIe siècle, comme nous l'avons dit plus haut, peut être parfaitement appréciée, car elle est, malgré des inconvénients reconnus par tous, d'un usage habituel et se trouve dans tous les arsenaux des cliniques chirurgicales. Il faut donc l'étudier pratiquement.

(1) Le mémoire publié dans les *Archives générales de médecine*, en 1871, a été reproduit dans le *Bulletin de thérapeutique* du 30 septembre et du 15 octobre 1871, p. 281 et 329, avec figures gravées sur bois.

Rien de plus commode dans un moment de presse : un membre fracturé peut, dans un instant, y être installé commodément. Aussi est-il la ressource du chirurgien de garde qui l'emploie comme appareil provisoire dans les fractures simples, comme appareil d'attente dans les fractures compliquées, jusqu'à ce que le chef du service ait statué sur le traitement définitif du membre; la surveillance de celui-ci et des plaies dont il est atteint est très-facile, car le membre reste sous les yeux du chirurgien; l'appareil permet l'application facile des topiques et de l'irrigation continue et un pansement rapide; il n'a qu'un inconvénient, mais celui-ci est grave : il n'est pas suffisamment contentif, car il permet trop facilement le dérangement des fragments; la solidité de la contention n'est qu'apparente.

Peu de temps après que l'on a calé le membre dans la boîte, moyennant les coussins et les compresses ou bandes qui prennent leur appui sur ses parois, les coussins s'affaissent, se tassent, les bandes deviennent lâches et cèdent à la pesanteur ou aux tractions musculaires; excités par ces dérangements insensibles en apparence, les fragments se dérangent de plus en plus, et le chirurgien est étonné de la rapidité avec laquelle ces déformations s'opèrent; aussitôt qu'elles commencent à se produire, le malade cesse de jouir de la bienfaisante et indispensable quiétude, peu à peu arrivent des douleurs qui deviennent vives très-rapidement. Le chirurgien s'empresse de remettre tout en ordre, ce qui est facile, mais facile aussi est le dérangement qui entraîne les mêmes accidents; si, pour les prévenir, on emploie des coussins plus consistants ou des liens pour exercer des tractions, il en résulte des pressions pénibles qui, en peu de temps, deviennent fort douloureuses, et qui peuvent facilement causer des escarres chez des sujets peu sensibles, ou chez ceux qui pensant que, dans le traitement d'une fracture, il faut souffrir nécessairement, ne se plaignent pas trop de ce qu'ils éprouvent. Nous en appelons ici au témoignage de tous ceux qui ont souvent employé ces appareils, et nous ne craignons pas de dire qu'ils seront unanimes pour reconnaître la justesse de ces observations, qui n'ont pas empêché toutefois les chirurgiens d'appliquer cet appareil comme la meilleure ressource dans les premiers temps du traitement des fractures compliquées. Pour traiter les fractures simples, tous les appareils, quels qu'ils soient, peuvent être bons et conduire à la guérison, à deux conditions : c'est qu'ils soient bien appliqués par le chirurgien et bien supportés par le blessé. Nous avons, comme tout le monde, employé les appareils les plus divers, tant pour en faire la démonstration dans notre enseignement que dans la pratique, sous l'empire de certaines nécessités qui ne permettaient pas de faire autrement et qui imposaient l'obligation de se servir de ce qu'on avait sous la main ; aussi la supériorité des appareils plâtrés ne peut-elle ressortir de la comparaison qu'on peut faire avec les autres que quand ils sont appliqués aux fractures avec plaie, qui exigent un traitement particulier ou des soins de tous les instants; c'est dans une circonstance pareille que nous avons été dans la nécessité de chercher quelque chose de mieux que ce qui existait, et que nous avons été conduit à trouver ce que nous proposons, dans les fractures compliquées, comme un appareil supérieur à tout autre mode de traitement, dans les cas simples, comme plus facile pour le chirurgien et plus avantageux pour les malades.

En août 1864, on apporta à la clinique chirurgicale de l'hôpital civil de Strasbourg un journalier de 37 ans, blessé à la jambe droite ; une voiture chargée de 6 stères de bois de hêtre était tombée sur son membre ; il en était résulté une fracture comminutive des deux os au tiers inférieur, avec une plaie contuse de la largeur de la paume de la main, à travers laquelle faisaient issue les fragments ; la réduction du fragment inférieur du tibia fut très-difficile.

Je ne pensais pas qu'il fallût amputer le membre malgré les délabrements occasionnés par cette contusion grave, qui devait cependant être suivie d'une mortification importante et d'une suppuration abondante.

Je plaçai le membre dans la boîte de Baudens et installai un appareil à irrigation continue. Ce traitement modéra les accidents inflammatoires, mais la contention des fragments fut insuffisante, le déplacement se faisait dans la boîte une ou deux heures après le pansement.

J'essayai d'abord les cataplasmes plâtrés que Pirogoff avait proposés, en 1854, qui avaient été employés par plusieurs chirurgiens d'Allemagne, et que Neudörffer venait de décrire et d'apprécier dans un mémoire inséré dans le t. VI, p. 504, des *Arch. f. klin. Chir. von Langenbeck,* dont la traduction a été publiée dans la thèse de Gallet, p. 73 (1). Ce mode d'application du plâtre consiste à étendre une bouillie de plâtre de la consistance d'un cataplasme, sur une compresse de longueur calculée, et de rabattre le linge sur la bouillie, et d'appliquer ce cataplasme sur le membre sur lequel il se moule plus ou moins bien en se solidifiant : cette attelle est fixée avec des bandelettes. L'attelle qu'on obtient ainsi est lourde, épaisse et cassante ; le linge qui l'enveloppe seulement ne lui donne pas une solidité suffisante.

Nous essayâmes d'incorporer une bouillie de plâtre dans un tissu lâche et épais, tel que du molleton de laine, de la toile d'emballage coupée en languettes ; le résultat ne fut pas meilleur : les attelles ainsi obtenues étaient lourdes, très-cassantes ; elles s'émiettaient à leurs extrémités, et exposaient le lit des malades à se remplir de petits fragments qui rendaient le couchage incommode et qui produisaient une poussière blanche fort désagréable. Finalement nous essayâmes de faire des attelles avec de simples compresses en linge hors de service, trempées dans un lait de plâtre et pliées plusieurs fois sur elles-mêmes ; le résultat dépassa nos espérances : le linge ainsi pénétré d'une substance solidifiable se moulait très-bien sur les formes du membre, il acquérait, pendant qu'il était mouillé, une souplesse parfaite, se prêtait comme le linge mouillé et mieux que lui encore aux saillies et aux anfractuosités ; les recouvrait exactement, adhérait à la peau, surtout au moment où le plâtre prend de la consistance, ce qui permet de le manier aisément, et constituait en se solidifiant un corps résistant et même élastique, qui rappelait la carapace du homard par sa minceur, sa légèreté et sa résistance ; cette fois le problème paraissait résolu. Ce mode de confection se rapproche de celui de Mathysen, qui superposait plusieurs couches de linge plâtré, disposé en bandes roulées autour du membre ; nous avions expérimenté celui-ci depuis longtemps ; mais, dans le cas actuel, il ne pouvait être appliqué, des attelles ou une gouttière pouvant seules être employées comme moyens contentifs de cette fracture compliquée.

Je modelai deux attelles en linge plâtré sur le membre, pendant qu'il était maintenu dans une bonne direction par la main des aides ; une attelle fut modelée d'abord à la partie postérieure

____

(1) *De l'emploi des appareils plâtrés imperméables dans le traitement des fractures compliquées*, Thèses de Strasbourg, 19 déc. 1864, 2ᵉ série, 790.

du membre, elle se relevait sous la plante du pied, elle fournissait un point d'appui solide en arrière et maintenait le pied dans une bonne direction. Cette première attelle étant solidifiée, j'en modelai une seconde le long du tibia, qui se rabattait sous la plante sur la première attelle et qui remontait sur le dos du pied. La solidification de chaque attelle exigea environ 8 minutes. Ces deux attelles, maintenant le membre dans une bonne position, furent assujetties par une imbrication de bandelettes comme pour l'appareil de Scultet, et disposées de façon à permettre le pansement facile de la plaie. Mon intention était de vernir ces deux attelles après leur dessiccation pour reprendre les irrigations continues. L'effet de cette contention fut si favorable, que les irrigations furent jugées inutiles ; le malade garda l'appareil pendant 8 semaines, jusqu'à sa guérison, sans éprouver un instant de souffrance. Le fragment inférieur ne perça point la peau comme on commençait à le craindre. Il fut prouvé pour moi que le malade devait la conservation de son membre à cet appareil; cette observation a été publiée dans la thèse de M. Gallet (1).

Deux choses furent clairement établies pour moi : 1° la facilité d'appliquer des attelles légères et solides, parfaitement moulées sur le membre; 2° l'effet extraordinairement favorable d'une pareille contention.

En enlevant les attelles, je ne trouvai pas la moindre trace d'excoriation; je n'avais toutefois point été rassuré complétement, car, forcé par les circonstances, je n'avais pas pu matelasser le

(1) En octobre 1870, M. Pirogoff fut conduit par notre maître, M. Sédillot, dans notre ambulance du petit Séminaire de Strasbourg; nous eûmes l'occasion d'appliquer devant eux un appareil plâtré à un malade atteint par un coup de feu de fracture comminutive de cuisse. Comme notre maître faisait ressortir les avantages de ce mode nouveau de déligation, le chirurgien russe dit qu'il faisait ainsi depuis longtemps. Quand l'appareil fut achevé, je demandai au médecin russe qui l'accompagnait si Pirogoff construisait bien ainsi ses appareils plâtrés dits à cataplasmes. Il me répondit que non, et après quelques mots d'explication il demeura parfaitement établi que les cataplasmes de Pirogoff étaient tels que je les ai décrits d'après Nendörffer et ne ressemblaient pas à mes appareils. Je n'aurais pas fait mention de cette discussion, si, dans une récente publication, Pirogoff lui-même n'avait raconté sa visite à l'ambulance du petit Séminaire dans des termes qui confirment la première impression que fit sur moi le chirurgien russe dans la pénible circonstance où je me trouvais alors. Il me semblait qu'un chirurgien de Strasbourg, qui avait eu la douleur de voir des infirmiers volontaires tués dans ses ambulances par l'ennemi, au mépris de toutes les conventions établies à Genève entre les nations civilisées, et qui s'en plaignait, avait droit de rencontrer chez un confrère, au moins de la sympathie, mais chez le chirurgien de Sébastopol la rancune contre la France restait toujours vivace.

membre, ni le garnir de coton comme on le recommandait généralement, et comme je le croyais absolument nécessaire.

Ce qui me paraissait essentiel à rechercher dans la confection des appareils, était la possibilité de les appliquer sur le membre sans lui imprimer le moindre mouvement, sans le déranger de la situation dans laquelle il est placé à la suite de la réduction. L'appareil de Scultet, le plus parfait des appareils simples, devait me servir de modèle, et je devais, dans l'appareil que je cherchais à confectionner, pouvoir agir exactement comme dans l'application des bandelettes autour du membre parfaitement couché sur les coussins et exactement maintenu par les aides ; aussi tout en adoptant l'idée si heureuse de Mathysen, d'incorporer du linge dans le plâtre, devais-je rejeter son procédé d'application, qui consiste à enrouler des bandes plâtrées autour du membre soutenu en l'air pendant cette application, ce qui ne permet pas plus que dans le procédé de déligation de Seutin, d'éviter au malade des ébranlements douloureux, aux fragments un nouveau dérangement. J'avais eu l'idée d'imprégner un bas lâche de bouillie de plâtre et d'en chausser la jambe fracturée, de réduire et de maintenir réduit pendant la solidification ; j'essayai de ce procédé qui, à un moment, me semblait la réalisation de la perfection même ; malheureusement la réalité fut loin de mes espérances, il fallut y renoncer ; c'est alors que, préoccupé toujours de trouver un mode d'application qui s'éloignât le moins possible de celui de l'appareil de Scultet, je commençai à mouler sur le membre des attelles en linge plâtré, que j'incorporais dans les bandelettes de l'appareil de Scultet pour les fixer par elles ; peu à peu, je fis ces attelles plus larges, enfin j'essayai de placer le membre sur un linge plâtré large, dont les bords se relevaient sur les côtés et formaient une gouttière que je fermais en avant par une nouvelle attelle, ce qui constituait une véritable cuirasse ou botte en plusieurs fragments moulés embrassant toute la circonférence du membre. M. Müller a décrit ces appareils dans sa Thèse (1). Bientôt je reconnus les inconvénients de l'attelle antérieure qui fermait l'appareil, et qui, entourant d'un cercle complet le membre, pouvait l'étrangler, et les avantages qu'il y avait à laisser le membre à nu, afin de prévenir cet accident et de permettre de l'observer exactement.

L'expérience m'apprit aussi que le moulage d'une attelle ou

____

(1) *Des appareils plâtrés*, Thèses de Strasbourg, 28 fév. 1867, 2º série, nº 997.

gouttière fait directement sur la peau était plus facile à exécuter et était plus exact; que son contact sur le membre, sans interposition de coton ou de linge fin, non-seulement n'occasionnait aucune irritation, aucune excoriation, aucune douleur, mais était plus doux à supporter, plus bienfaisant pour calmer toute irritation ou toute douleur que tout autre topique, et qu'une attelle ou gouttière exactement moulée, qui répartissait sur tous les points de sa surface la pression causée par le poids du membre, était ce qu'il y avait essentiellement à rechercher dans la déligation. Ceci parfaitement démontré, je n'avais qu'à m'éclairer auprès des mouleurs sur les meilleurs procédés pratiques suivis par eux pour obtenir un moulage parfait.

Les artistes qui veulent obtenir un moulage exact d'objets délicats, tels que médailles, petits animaux, feuilles de végétaux, etc., commencent par enduire la partie à mouler avec un pinceau trempé dans du plâtre fin délayé dans de l'eau, de façon à constituer un liquide ténu qui couvre l'objet comme d'un vernis fin; quand l'objet est mou ou flexible, ils n'interposent aucun corps gras ni même de l'eau de savon, la seule précaution qu'ils prennent consiste à nettoyer exactement l'objet à mouler. La première couche une fois appliquée, on en donne une seconde au pinceau sur la première, puis alors seulement, est appliquée la bouillie de plâtre qui, se soudant aux premières couches qui ont pénétré dans les anfractuosités les plus ténues de l'objet, en reproduisent exactement les détails.

Pour vérifier l'exactitude de ces préceptes, on n'a qu'à faire deux moulages sur un même objet, le premier en faisant comme je viens de dire, le second en l'enduisant avec une légère couche d'huile, si mince qu'elle soit, ou même d'une eau de savon légère; on ne tardera pas à se convaincre que par le premier procédé on obtient une empreinte qui rend les inégalités, les détails les plus ténus, et que le second, tout en donnant la forme générale de l'objet, ne rend pas les détails les plus fins. Quand on moule à bon creux, on est obligé, pour pouvoir détacher l'objet moulé du moule en plâtre, d'interposer entre les deux un corps qui en empêche l'adhérence, par conséquent on est dans la nécessité d'employer pour cela au moins l'eau de savon; mais dans notre cas on ne tient qu'à obtenir un moule exact sur le membre, afin d'en conserver ou d'en maintenir la forme exacte; quand on est obligé de l'enlever, la flexibilité des tissus rend la chose facile.

Pour me conformer à ces règles pratiques, j'avais à faire deux
choses : placer le membre redressé dans une situation stable, sur
un coussin garni d'une toile cirée, glisser sous le membre le linge
plâtré, enduire exactement le membre, préalablement rasé et nettoyé, avec une très-légère bouillie de plâtre, puis appliquer le
linge plâtré sur le membre, en ayant soin qu'il le touche par tous
les points pour éviter toute soufflure et obtenir un moulage
exact ; c'est ce qui fut fait et le résultat fut meilleur encore que je
n'avais osé l'espérer : l'appareil était à la fois gracieux, élégant et
exactement contentif ; le membre, visible à sa partie antérieure,
la fracture, ordinairement tangible, pouvaient être observés toujours, toutes les phases de sa guérison suivies ; les accidents ne
pouvaient plus se développer obscurément sous une cuirasse,
pour ne se révéler que quand il n'était plus temps de les prévenir
ni d'y remédier. Comme il serait difficile d'après ces simples
données, si exactes qu'elles soient, de construire ces appareils,
puisque nous ne sommes arrivé à une pratique facile qu'après de
longs tâtonnements, nous devons à nos confrères des détails
plus précis, afin de leur éviter des détours à travers lesquels ils
pourraient sinon se perdre, du moins arriver moins sûrement et
en tout cas moins facilement au but. Nous leur devons les ren-
seignements que la pratique de plus de dix années nous a donnés ;
nous ne craindrons pas les détails, ce sont eux que les praticiens
recherchent avec le plus d'avidité, car ils en connaissent l'importance pratique.

Une des principales objections qui ont été faites contre l'usage
des appareils plâtrés, a été la difficulté de trouver partout du
plâtre assez bon pour pouvoir être employé dans la confection
des appareils.

M. Müller a voulu vérifier l'exactitude de cette objection, en
expérimentant les plâtres du pays dont sont pourvues toutes les
localités un peu importantes ; il a trouvé dans le pays trois sortes
de plâtres : le blanc, le gris fin, le gris gros. Ce dernier seul est
impropre ; quand on n'a que celui-ci à sa disposition, on peut obtenir par le tamisage du plâtre gris fin, qui peut parfaitement
être mis en usage. Le meilleur de tous est le plâtre à mouler, de
Paris, qui conserve, quand il est en tonneaux ou en sacs, ses propriétés particulières pendant plusieurs mois, pendant un an même,
pourvu qu'il soit placé dans un endroit sec. Pour lui rendre ses propriétés premières quand il a absorbé un peu d'humidité, et qu'il

est *éventé*, comme on dit, il suffit de le chauffer sur un plat dans un four de cuisine.

Depuis que dans les hôpitaux on en fait un usage fréquent, on a muni chaque service d'une boîte en fer-blanc d'une capacité de 12 litres environ, dans laquelle la provision se conserve toujours intacte. Chez les mouleurs qui le reçoivent de Paris, il se conserve dans les tonneaux, dans les ateliers même où l'on fait, comme on sait, un fréquent usage de l'eau. Nous savons que pendant la guerre les provisions de plâtre étaient expédiées aux ambulances allemandes, simplement dans de petits sacs de toile; la conservation du plâtre est donc chose fort simple et facile, et l'objection tirée de l'absence de la matière première ou de la difficulté de se la procurer de bonne qualité, n'a pas de valeur. Il est évident que si l'usage de cette substance s'étend, elle sera rapidement en abondance partout où besoin en sera, car la nature n'en est pas avare.

Le linge nécessaire à la confection des appareils est plus facile à trouver encore; ce qui reste d'une vieille chemise est tout ce qu'il en faut pour un appareil à fracture à appliquer à la jambe. Dans les hôpitaux, nous utilisions ainsi le linge hors de service, les tabliers de chirurgien, notamment ceux maculés par le nitrate d'argent ou le perchlorum de fer, ou usés par des préparations chimiques, étaient convertis en appareils excellents; il est difficile de trouver un matériel moins coûteux.

Qand on veut appliquer un appareil plâtré, voici ce qu'il faut préparer :

On étend par terre, à l'entour du lit, une toile grossière pour préserver le parquet; on place près du pied du lit une table sur laquelle doit se trouver la boîte à plâtre, un vase avec de l'eau tiède, et deux vases vides, dont un autant que possible largement évasé, une grande écuelle en terre ou un vase en zinc un peu oblong, comme celui qui sert pour les bains de pieds. Nous supposons avoir à traiter une fracture de jambe. Le membre sera rasé, lavé, puis installé sur des coussins en balle d'avoine, de façon à s'y reposer entièrement; on creuse dans le coussin avec la main une espèce de gouttière, pour pouvoir y poser le membre ramené à sa forme normale; on a soin de bien matelasser avec du coton cardé le creux que forme la jambe à sa partie postérieure au-dessus du talon, de façon à ce que celui-ci ne repose pas seul sur le coussin; ce point est très important. Quand le

membre est bien installé ainsi, on glisse entre lui et les coussins
une toile cirée souple ; on vérifie encore l'exactitude du matelassage, en s'assurant bien que rien ne s'est dérangé, puis on confie
à des aides le membre pour le maintenir dans sa rectitude.

On choisit alors le linge destiné pour la gouttière, qui doit
embrasser les deux tiers du membre ; on prend 4 fois cette largeur
mesurée à la plus grande épaisseur du membre, et on en coupe
une longueur qui s'étend en arrière du creux du jarret, au niveau
des orteils, en passant sous la plante du pied ; on procède alors à
la confection de la bouillie de plâtre de la manière suivante :

On verse dans le grand vase une quantité d'eau tiède suffisante
pour faire une bouillie qui puisse largement imprégner le linge
préparé, et laisser même un peu de plâtre de reste ; nous préférons l'eau tiède à l'eau froide pour deux motifs : pour que le
contact du linge plâtré ne cause pas d'impression désagréable
sur le membre, et ne provoque pas de mouvements réflexes et par
conséquent un dérangement involontaire des fragments, et pour
obtenir une solidification plus rapide du plâtre ; on verse dans
l'eau du plâtre en poussière, de façon à ce qu'il constitue une py-
ramide qui dépasse de quelques centimètres le niveau du liquide,
et qu'il produise, mélangé avec l'eau, une bouillie ayant la consistance de la crême douce ; on fait le mélange du plâtre avec
l'eau moyennant la main, qui enlève les grumeaux s'il s'en trouve,
et qui apprécie la densité du mélange qui doit être rendu aussi
intime que possible.

Le linge est alors trempé dans le mélange de façon à ce qu'il
en soit imprégné aussi exactement et aussi complétement que
possible. On le soulève au-dessus du vase, on le plie en deux,
puis en quatre, suivant sa largeur. Pendant qu'un aide soutient
les deux angles supérieurs du linge plié au-dessus du vase, le
chirurgien, en le comprimant légèrement entre ses deux mains
par des mouvements de haut en bas, en fait tomber le trop plein
de plâtre liquide dans le vase placé sous lui ; ces mouvements ont
aussi pour effet de faire disparaître les soufflures qui empêchent
l'adhésion exacte des doubles de linge entre eux. Quand, par cette
préparation, on a obtenu une imprégnation exacte du linge, on le
laisse replié sur lui-même au fond du vase dans la bouillie de
plâtre, et on enduit avec la main les parties inférieures et latérales du membre avec la bouillie de plâtre, comme si on voulait
le vernir ; alors on prend le linge plâtré plié et replié sur lui-

mêmê, on le glisse de bas en haut entre le membre et la toile
cirée, en tirant sur les angles supérieurs de la couche de linge
jusqu'à ce qu'il soit arrivé à la hauteur
voulue; on vérifie encore l'exactitude de
la contention et la rectitude du membre
puis on ajuste le linge de façon à ce qu'il
ne dépasse pas plus le membre d'un côté
que de l'autre, puis on fait à la partie
inférieure du linge qui dépasse la jambe
de la longueur du pied, deux entailles
verticales *a, b, c, d* (*fig.* 1) jusqu'au niveau du talon, pour obtenir une languette
médiane *e* (*fig.* 2) qui est relevée sous la
plante du pied, et deux languettes latérales qui forment les extrémités des parois latérales (*h, i*) de la gouttière, qui
seront rabattues sous la languette médiane, quand les deux parois latérales
auront été relevées sur les deux côtés
de la jambe. Pour faire comprendre la
chose, nous raisonnons comme si dans

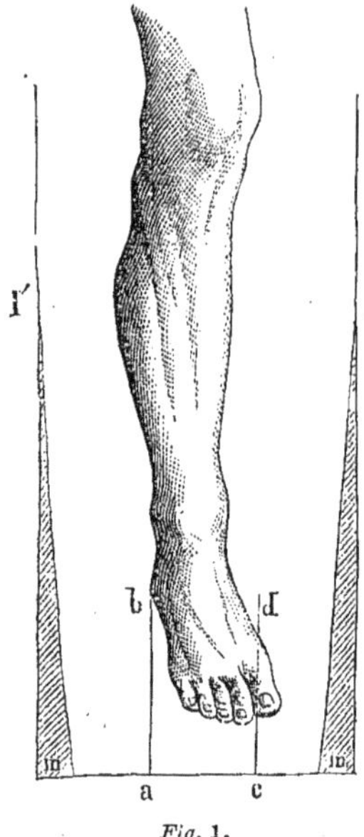

Fig. 1.

cette gouttière il y avait vraiment une paroi postérieure (*k*) sur
laquelle repose le membre, deux parois latérales (*h, i*) qui en as-
sujettissent les côtés, et une paroi inférieure sur
laquelle repose le pied; mais dans la réalité, il n'y
a point de parois distinctes, mais une gouttière
qui sera exactement le moule de la jambe. Pour
cela, il faut avoir soin de couper avec des ciseaux
toute la partie trop large du linge, depuis la région moyenne de la jambe (*l, l', fig.* 1) jusqu'à la
partie inférieure (*m, m*), car la mesure du linge
ayant été prise au gras du mollet, on a, à la partie
effilée du membre, un excédant de linge en largeur (*l, m*) qu'il faut retrancher, sans quoi son
application sur le membre deviendrait très-défec-

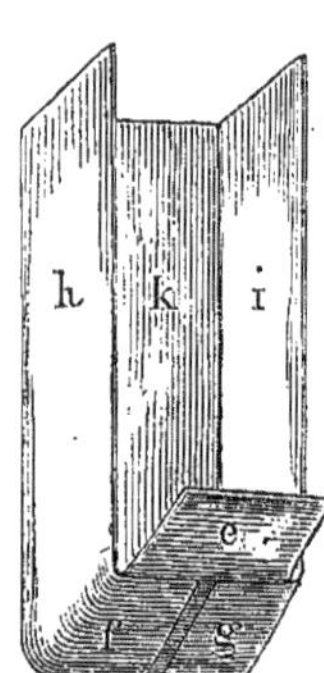

Fig. 2.

tueuse. On met dans la bouillie de plâtre ces languettes excé-
dantes, puis on relève sur les côtés du membre les côtés du linge
plâtré, en ayant soin de bien l'appliquer par des pressions de bas
en haut, de haut en bas et d'arrière en avant, qui, collant directement le linge plâtré sur le membre, amènent à la surface des

bulles d'air. Si le linge ne s'applique pas très-exactement au-dessus des malléoles, ce qui arrive quand elles sont très-saillantes et quand le membre est très-maigre, on fait dans le linge des incisions perpendiculaires à l'axe du membre (*n, n, fig.* 3), puis on applique sur lui exactement les lambeaux de linge qui se séparent en gousset pour suivre les saillies; on prend dans le vase le linge plâtré qui avait été coupé comme trop large, on en applique desmorceaux *o, p,* (*fig.* 4) sur les entailles pour les recouvrir, puis on prend le reste du linge en trop, on en applique une partie *z, s* sur le dos du pied pour en rabattre l'excédant sous la plante, et une autre partie *t, u* sur la partie supérieure de la

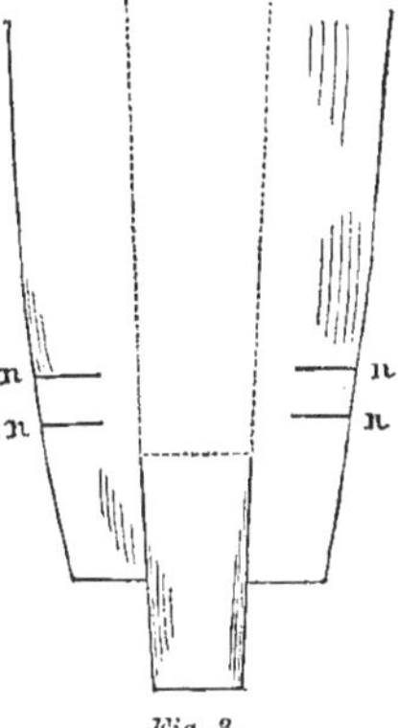

Fig. 3.

jambe, de façon à joindre ensemble les deux côtés de la gouttière au-dessousde la tubérosité du tibia.

Pendant ce temps le plâtre a pris de la consistance, il faut en profiter pour faire adhérer exactement la gouttière à la jambe. A cet effet, on prend ce qui reste de plâtre dans le vase, on en en-

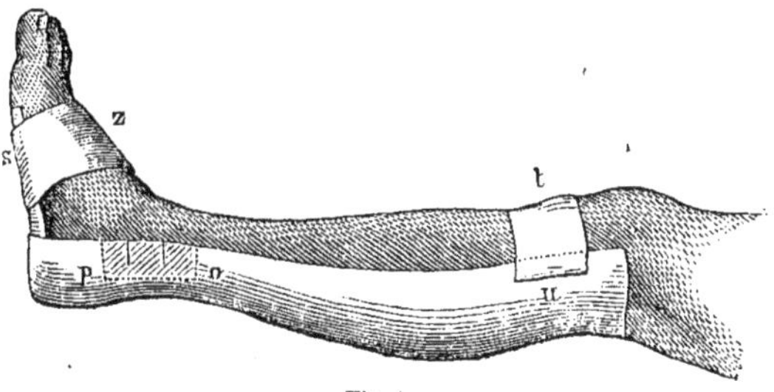

Fig. 4.

duit tout l'appareil et la jambe, on l'applique exactement en promenant les doigts de haut en bas sur le linge et le membre, de façon à donner au tout une forme régulière et à adoucir les bavures et inégalités; dans cet état le plâtre adhère très-bien et permet un moulage parfait.

L'avantage d'appliquer la gouttière de plâtre directement sur la peau sans intermédiaire de coton ou de bande, permet de se passer de tout moyen contentif, bande ou bandelette, pour maintenir l'attelle ou la gouttière; quand on applique le linge plâtré sur un matelassage de coton, il est absolument nécessaire de le maintenir avec des bandes, car sans cela la gouttière ou l'attelle glisseraient et ne se maintiendraient pas. M. Bœckel, notre collègue, et Roser (*Archiv f. Klin. Chir.*, t. VII, p. 884) ont eu recours à des bandes de tarlatane dont ils enroulent tout le membre, quand le linge plâtré y a été appliqué par l'intermédiaire d'une couche de ouate; la tarlatane se soude au plâtre et se noie en arrière sur la gouttière; quand l'appareil est solidifié, on en coupe la partie antérieure et on a une excellente gouttière. Ce mode de procéder peut rendre de grands services dans quelques cas particuliers où le matelassage est absolument nécessaire; mais, en règle générale, nous ne l'employons pas pour des raisons qui ont été expliquées plus haut, et pour éviter toute pression quelconque sur une partie du membre.

Au bout de quelques instants on sent le tout se solidifier sous les mains, on lisse alors la gouttière comme font les plâtriers pour polir leur ouvrage; on se sert à cet effet d'un petit fragment de linge humecté d'eau, avec lequel on passe sur l'appareil, on obtient un tout parfaitement lisse et même poli quand on a acquis un peu d'habitude. Quand le plâtre commence à se solidifier, il ne faut faire autre chose que lisser la surface; si on voulait modifier la forme de la gouttière, on la briserait sans s'en douter et on aurait un appareil mou, car la solidification du plâtre est une véritable cristallisation qui ne doit pas être troublée quand elle s'accomplit; on laisse le membre tranquille pendant quelques heures, puis on procède au nettoyage qui consiste à enlever le plâtre qui avait été étendu sur le membre au delà de la gouttière dans le but de faire une application plus exacte de celle-ci; quand le nettoyage est opéré, on enlève la toile cirée en soulevant le membre, sous lequel on glisse un linge propre et qu'on recouvre d'un cerceau. La dessiccation de l'appareil, qu'il ne faut pas confondre avec la solidification, a lieu en 24 heures. C'est alors seulement qu'on peut procéder avec succès au vernissage s'il doit être fait. Après la solidification, c'est-à-dire au bout de 15 minutes, l'appareil a toute sa solidité, mais il renferme encore une grande quantité d'eau de cristallisation qui ne s'évapore que lentement; dans les gouttières en linge plâtré comme nous les faisons, cette évaporation emploie 24 heures. Quand on enlève les gouttières du membre et qu'on les fait sécher à l'*étuve*, la dessiccation parfaite peut être obtenue en quelques heures; quand on les en retire, elles sonnent comme du bois, quelquefois comme du métal.

Quand il faut simplement mouler une attelle sur un membre, comme sur la partie antérieure de l'avant-bras et la main, les préparatifs sont les mêmes, mais le manuel est plus facile, c'est

par là même qu'il faut commencer à s'exercer dans l'application
de ces appareils ; il faut placer le membre dans la situation dans
laquelle il doit rester et y appliquer le linge plâtré, après avoir au
préalable enduit la partie d'une couche de plâtre liquide ; on
attend que le plâtre commence un peu à se prendre, on applique
le linge plâtré, on couvre de plâtre l'appareil et le membre sur
les bords de l'appareil pour bien y faire adhérer celui-ci, puis
on lisse et on polit ; on attend une demi-heure avant d'enlever
la gouttière ou l'attelle, s'il est nécessaire de l'enlever pour la
sécher à l'étuve et la vernir.

Le plâtre gâché avec beaucoup d'eau se solidifie comme celui
gâché avec peu d'eau ; le premier devient très-léger, puisque l'eau
en excès, en s'évaporant, laisse des vacuoles qui le rendent très-
poreux et très-fragile, tandis que le second, moins poreux, par
conséquent plus lourd, est plus solide. Il est difficile de formuler
les préceptes avec des chiffres représentant les quantités propor-
tionnelles de plâtre et d'eau, car les plâtres varient beaucoup
quant à la capacité avec laquelle ils peuvent absorber de l'eau ;
rien ne peut remplacer l'exercice qui seul apprend à manier cette
substance et à en connaître et utiliser les propriétés si pré-
cieuses.

Quand il faut faire une attelle ou gouttière sur un membre plié
à angle droit comme sur le bras et l'avant-bras, il faut prendre
la mesure du membre du côté de la convexité, faire deux entailles à angle droit vis-à-vis la saignée, ou bien retrancher, du
côté de la concavité, un triangle dont le sommet s'étend au delà
de la moitié de l'épaisseur du linge et dont la base est calculée
de façon à ce que les côtés du linge puissent se recouvrir un
peu quand ils sont appliqués, afin de se souder l'un sur l'autre
pour embrasser le membre exactement dans une partie de sa
circonférence. Il faut bien connaître la propriété que possède le
plâtre mou de se souder parfaitement et de souder les parties qui
en sont imprégnées, car cette propriété est précieuse et constitue
pour le chirurgien une ressource très-précieuse qui permet toutes
les modifications possibles des appareils, sans leur enlever ni la
solidité ni l'élégance.

Le premier effet du bandage plâtré moulé sur le membre est
un bien-être extrême éprouvé par le malade ; il résulte d'une
contention exacte et de l'impossibilité dans la fracture du moindre
mouvement, qui est la cause essentielle de ses souffrances. Cet

effet est le même après l'application de l'appareil dans les cas de fracture avec blessure, d'inflammation aiguë ou chronique d'une articulation, ou de résection dans la continuité ou la contiguïté des os.

La contention exacte d'un membre pour obtenir, pendant les premiers temps qui suivent une résection, le repos, l'immobilité absolue, est une condition essentielle du succès. C'est avec raison qu'elle a été mise en évidence par M. Ollier, qui peut lui attribuer une partie du succès de ses opérations. Nous avons dernièrement encore, à la clinique chirurgicale de Strasbourg, été frappé de voir une résection de l'épaule guérir chez une femme de 50 ans, sans avoir occasionné la moindre douleur pendant toute la durée du traitement ; après l'opération, nous avions appliqué sur le membre soigneusement matelassé la 3e bande de l'appareil de Dessault pour le traitement de la fracture de la clavicule et nous l'avons immobilisée avec un enduit de silicate de potasse ; les bords de la plaie, garnis de coton collodionné, avaient été laissés à nu, de façon à être pansés facilement ; au bout de 2 mois et demi, la guérison était obtenue sans que la malade ait éprouvé, pendant toute la durée du traitement, un instant de souffrance ; ce résultat était l'effet de l'immobilité absolue.

Une gouttière plâtrée appliquée par nous à un malade opéré d'une résection du genou par notre collègue M. Bœckel, a dissipé les souffrances qu'il avait endurées jusque-là, lui a permis d'entrer dans une phase meilleure et a été la cause essentielle de sa guérison, qui, jusqu'à ce moment, était restée très-douteuse ; l'observation a été publiée, et l'opérateur s'est empressé de faire connaître l'heureux effet de cet appareil exactement contentif et inoffensif dans son contact.

Cet effet heureux de l'application de l'attelle ou gouttière plâtrée est resté invariablement le même : il a été constaté par des centaines de médecins et élèves qui, depuis près de 10 ans, ont suivi notre pratique dans les cliniques et les ambulances, aussi bien que par les confrères qui l'ont expérimenté eux-mêmes. Nous ne craignons pas d'invoquer leur témoignage, quelques-uns l'ont hautement exprimé, comme nous verrons plus bas.

Les appareils plâtrés dont nous venons de décrire d'une manière générale la confection, ne sont pas toujours applicables ainsi ; dans un certain nombre de cas graves, ou chez les enfants, le pus qui imprègne les premiers, l'urine qui salit les seconds, leur enlève rapidement leur consistance ; si on est obligé de plonger les membres dans l'eau ou de les couvrir de glace, ils se ramollissent et cessent très-rapidement d'être contentifs ; cet inconvénient a frappé tout le monde, a déterminé le rejet des appareils chez un certain nombre de praticiens, excité chez d'autres la recherche des moyens de perfection qui les fassent disparaître.

On a essayé de remplacer le plâtre par le ciment hydraulique, le résultat n'a pas répondu aux espérances ; on a essayé d'enduire les appareils plâtrés de substances propres à les rendre imperméables aux liquides ; nous sommes entré dans cette voie qui nous a conduit à des résultats très-satisfaisants. Le vernis des carrossiers, appliqué sur les appareils, leur donne une imperméabilité qui leur permet de conserver leur solidité complète ; à cet effet, il faut enduire avec un pinceau les gouttières après leur dessiccation, pendant assez de temps pour que le vernis ne soit plus absorbé, 7 ou 8 couches sont nécessaires ; quand la gouttière est bien imprégnée, elle reste luisante, et alors elle ne se déforme plus.

La Société de chirurgie a pu s'assurer de cette solidité il y a quelques années ; car je lui ai fait envoi d'une collection d'attelles qui avaient séjourné pendant 15 jours dans de l'eau, qui y furent replongées et qui sont restées solides.

L'histoire de nos recherches et celle de nos expérimentations a été consignée dans la thèse de M. Gallet (1).

Peu avant la guerre, nous avons fait des essais pour rendre plus résistantes les attelles sans leur enlever leur légèreté, la carapace du homard nous a paru être le modèle à imiter ; elle est constituée par un calcaire imprégné d'une substance organique. Le stuc aussi, qui est le plâtre gâché avec de la gélatine dissoute, a été proposé par M. le professeur Richet, il produit des appareils légers et solides, mais ce mélange enlève au plâtre sa propriété la plus précieuse : la solidification instantanée ; il en est de même des mélanges de gomme, d'amidon et de dextrine. Nous avons introduit la gélatine après coup dans l'attelle, nous l'avons peinte avec un mélange de 5 ou 10 grammes de gélatine sèche dissoute dans un kilogramme d'eau chaude et nous avons obtenu un peu plus de résistance, mais si cette peinture n'était pas faite avec une grande précaution, l'attelle pourrait se déformer ; c'est quelque chose,

____

(1) *Loc. cit.*, p. 76.

mais ce n'est pas encore la carapace du homard, si légère et si solide ; c'est une expérience à poursuivre. L'imprégnation au silicate de potasse, dont a parlé par erreur M. Stuttel dans sa thèse, ne vaut absolument rien, il constitue un vernis qui ne pénètre pas et qui s'écaille ; le seul vernissage excellent est celui avec le vernis des carrossiers (1).

Dans ces derniers temps où nous avons eu à traiter un si grand nombre de fractures par armes à feu, dans les ambulances de Strasbourg, pendant le siége et les services de chirurgie de l'hôpital après la reddition de la ville, nous avons été conduit à des modifications d'une autre nature qui nous ont rendu de grands services. Obligé de découper l'appareil des deux côtés du membre pour permettre le pansement des ouvertures d'entrée et de sortie des projectiles, il ne restait souvent à la partie moyenne de l'appareil qu'une languette fort étroite, dont la solidité était fort douteuse ; nous avons songé alors à renforcer cette partie intermédiaire en y incorporant des tiges métalliques, telles que des fils de fer appliqués sur le linge plâtré, après avoir préalablement reçu la courbure voulue pour que leur application fût aussi exacte que possible ; un linge plâtré, double ou simple, recouvrait ces fils de fer qui adhèrent de suite parfaitement au plâtre et font exactement corps avec l'appareil. Le résultat de ces tentatives a été excellent ; bientôt nous avons pu, dans quelques cas, supprimer totalement la partie intermédiaire de l'appareil, ce qui rendait l'application plus facile, unir deux parties ensemble en ne conservant, comme partie intermédiaire, que le fil de fer seul, simple ou double, et obtenir une facilité de pansement très-grande. [Voyez la thèse de M. Stuttel (2).]

Nous indiquerons ci-après, dans la partie spéciale du travail, les détails de ces constructions, en donnant les observations des cas qui les ont rendues nécessaires.

(1) Nous avons expérimenté depuis peu la résine blanche dissoute dans l'éther, dont a parlé M. Trélat à la Société de chirurgie lors de notre communication ; c'est un excellent vernis. Le D\ Greuilh, de Gérardmer, nous écrit pour réclamer contre le jugement que nous avons porté contre le vernissage au silicate de potasse, qu'il trouve avantageux quand il est fait de suite après la solidification. Nous pouvons affirmer que quand il est fait après la dessication, il ne produit rien de bon.

(2) *Histoire de l'ambulance du petit Séminaire de Strasbourg pendant le siége et le bombardement de cette ville.* Paris, 21 juin 1872, p. 19-79.

APPLICATIONS DE LA GOUTTIÈRE PLATRÉE AU TRAITEMENT DES FRAC-
TURES SIMPLES ET COMPLIQUÉES, DES RÉSECTIONS ET DES AFFECTIONS
ARTICULAIRES.

Fractures simples. — Nous avons déjà dit que, pour le traitement des fractures simples, tout appareil pouvait être employé, à
la condition de maintenir les fragments sans douleur, de permettre une surveillance exacte et le traitement facile des accidents qui peuvent survenir. Dans ces cas, ce n'est que la facilité
d'application d'un appareil, son maintien plus sûr, qui peuvent
motiver la préférence du chirurgien.

Dans notre carrière chirurgicale, déjà longue, nous avons employé les appareils les plus divers; dans nos cours de bandages et
appareils professés à la Faculté, et dans nos leçons cliniques nous
en avons fait ressortir les avantages et les inconvénients. Ce n'est
pas le cas de le faire de nouveau ici, nous devons nous borner
à montrer quels sont les avantages et les inconvénients de la
gouttière plâtrée dans le traitement des fractures simples des
membres.

Extrémité supérieure. — On comprend que nous n'ayons pas
eu l'idée d'appliquer des attelles ou des gouttières plâtrées au
traitement des fractures partielles du scapulum ni à celui, plus
fréquemment nécessaire, des fractures de la clavicule, bien que
pour ces dernières la multiplicité des appareils proposés prouve
qu'aucun ne remplit exactement et d'une manière durable les nombreuses indications qu'elles présentent. L'appareil recommandé
par Mayor, celui de Dessault modifié, en ce que des linges
pleins (bandages de corps et écharpe) remplacent les bandes,
nous ont paru mériter la préférence et obtenir les résultats les
moins défectueux.

Nous avons essayé longtemps sans succès les attelles plâtrées
pour le traitement des fractures de l'humérus. C'est à l'occasion
du traitement d'accidents traumatiques graves, tels que fractures
avec plaie par armes de guerre, que nous avons trouvé pour les
fractures simples l'appareil le plus avantageux. Il consiste en une
gouttière moulée sur le bras et l'avant-bras fléchi, disposée de
façon à embrasser les deux tiers du membre de manière à laisser
à nu sa partie interne, celle qui correspond au passage des vaisseaux et des nerfs. Voici comment nous avons procédé dans

un cas récent dans le service clinique de l'hôpital civil de Strasbourg.

Une femme, âgée de 50 ans environ, venait d'être blessée par une voiture ; une des roues, qui avait passé sur son corps, avait fracturé quelques côtes et l'humérus gauche à sa partie supérieure, au-dessus de l'attache du deltoïde ; la crépitation et le mouvement étaient si considérables, qu'il semblait y avoir plusieurs fragments, le moindre mouvement du corps déterminait dans la fracture des douleurs considérables ; la femme ne pouvait se tenir assise qu'un instant.

Dans cette circonstance, nous songeâmes à immobiliser l'extrémité supérieure tout entière, comme nous avions fait dans nos ambulances, par une gouttière plâtrée appliquée sur le membre couché sur des coussins dans une situation demi-fléchie ; nous plaçâmes sous le membre une toile cirée qui recouvrait en partie le tronc, puis nous taillâmes un patron de linge qui couvrait les deux tiers du membre. Un linge de quadruple largeur du patron fut taillé dans un fragment de tablier hors service, plâtré et appliqué sur le bras maintenu réduit ; la partie moyenne du linge incisé latéralement, vis-à-vis le coude, en dedans et en dehors, fut glissée sous l'avant-bras et la main, et le tout fut parfaitement moulé sur le membre. Il en résulta une contention très-exacte du fragment et une immobilisation complète de toute l'extrémité supérieure qu'on laissa reposer sur les coussins en remplaçant la toile cirée par de petites alèzes. La femme en éprouva un soulagement si grand, une cessation si complète de sa douleur, qu'elle se croyait guérie dès lors. Pendant les 7 semaines du traitement, rien ne fut changé à l'appareil ; vers la 4° semaine, elle se leva ; une écharpe soutenait l'avant-bras. La guérison fut si parfaite, que quelqu'un qui n'aurait pas vu cette malade au moment de l'accident aurait pu douter de la réalité de la fracture.

L'application de l'appareil fut si rapide, la contention des fragments si parfaite que nous nous demandions si tout autre appareil quelconque aurait pu produire un résultat si avantageux.

La contention des fragments de l'humérus, quand il est fracturé dans sa partie toute supérieure, est toujours chose très-difficile en raison du peu de prise qu'on a sur le fragment supérieur ; il est parfois nécessaire de comprendre tout le moignon de l'épaule dans l'appareil, ce qui, dans ce cas, devient très-gênant. Il serait téméraire de tirer d'un fait des conclusions générales, toutefois il n'est pas possible de ne pas recueillir les enseignements qu'il donne et de ne pas entrevoir les avantages de l'immobilisation de tout le membre pour obtenir l'immobilité parfaite des fragments ; au reste, cette immobilisation du membre tout entier dans les fractures de l'humérus ou de la cuisse est un précepte fort ancien, comme nous l'avons vu, qu'il importe de rappeler pour qu'il ne soit jamais oublié.

Les fractures du corps de l'humérus peuvent être traitées par tous les appareils, le meilleur est celui qui donne, avec le moins de douleur et d'embarras, l'immobilisation la plus complète ; il ne faut jamais perdre de vue toutefois que c'est à la suite de cette fracture qu'on voit le plus souvent des pseudarthrons, et que le meilleur appareil pour les prévenir est celui qui donne l'immobilisation la plus complète.

Les fractures de l'extrémité inférieure de l'humérus, qui exigent presque toutes que le membre soit placé dans la demi-flexion, ne sont traitées par aucun appareil d'une manière aussi simple et aussi efficace que par la gouttière plâtrée coudée, moulée sur le membre ; il est nécessaire de prolonger la gouttière au delà du coude pour obtenir une immobilisation parfaite. Grand est le nombre de malades qui ont été traités ainsi de la manière la plus avantageuse.

Le linge plâtré destiné à la gouttière coudée doit embrasser les deux tiers au moins du membre et être appliqué à la partie postérieure du bras et du coude, à a partie cubitale de l'avant bras tenu dans la position moyenne entre la pronation et la supination ; vis-à-vis le coude on fait au linge deux incisions qui s'étendent jusqu'à 2 centimètres de son milieu, ce qui laisse intacte une languette de 4 centimètres ; on applique d'abord exactement le linge de la partie brachiale, puis celui de la partie anti-brachiale, dont les bouts supérieurs recouvrent la partie brachiale et, se soudant avec elle, renforcent la gouttière dans les parties latérales en même temps qu'elle constitue une gouttière coudée, dans laquelle le membre est placé comme dans un étui qui laisse visible la partie intérieure du membre, par conséquent n'exerce sur les vaisseaux veineux et artériels et les troncs nerveux aucune pression désavantageuse.

Nous avons eu occasion de traiter, il y a quelques années, une fracture de l'olécrâne chez une jeune fille qui a parfaitement guéri. Nous avons placé le membre dans l'extension et nous avons moulé sur lui une gouttière; vers le 20e jour, nous avons sorti le membre de la gouttière pour lui imprimer quelques mouvements, puis nous l'avons replacé pour refaire la même manœuvre au bout de quelques jours, et ainsi de suite jusqu'à la guérison qui a été parfaite; la malade à été présentée à la Société de médecine.

Cette observation a donné lieu à une discussion sur le traitement des fractures de cette lésion, qui a été publiée avec l'observation dans la *Gazette médicale de Strasbourg.*

Je n'ai pas besoin d'ajouter que la malade n'a pas éprouvé un instant de douleur pendant toute la durée du traitement.

Les fractures des deux os de l'avant-bras peuvent être traitées par deux attelles moulées, réunies par quelques tours de bande. Nous avons traité des fractures isolées du cubitus, suite d'un coup de bâton appliqué sur l'avant-bras placé comme un bouclier, au-devant de la tête pour préserver cette partie du corps : dans ce cas, nous avons moulé une demi-gouttière sur le côté cubital de l'avant-bras, qui a préservé cette partie lésée comme une cuirasse et procuré la guérison sans douleur; la chose n'était pas difficile, car les os, remis en place, n'avaient aucune tendance au déplacement; tout appareil eut donc pu produire la guérison. Le seul avantage spécial de la gouttière dans ce cas a été de protéger la partie lésée en la mettant à l'abri de tout contact.

Les fractures du radius à l'extrémité inférieure, suite de chute sur le poignet, ne présentent pas toutes, dans leur traitement, les mêmes indications : il est nécessaire de faire ici des distinctions. Il en est qui ont lieu presque sans déformation, et aussi sans tendance à un déplacement; il en est qui produisent la déformation si bien décrite par Dupuytren et que Velpeau a caractérisée en comparant la partie inférieure de l'avant-bras au dos d'une fourchette; elles sont quelquefois fort difficiles à réduire et à maintenir réduites; il en est où les os se pénètrent après s'être écrasés qui ne peuvent presque pas être ramenées à une forme normale et qui se déforment de nouveau avec la plus grande facilité. Si ces distinctions sont importantes au point de vue du traitement, elles ne le sont pas moins au point de vue du pronostic. Le médecin fera bien à cet égard de prendre ses précautions vis-à-vis du malade et de ses proches pour qu'on ne vienne pas lui attribuer un résultat malheureusement trop prévu et quelquefois inévitable. Il me semble qu'on n'a pas insisté assez sur ce point dans les livres classiques.

La distinction des cas conduit naturellement à un choix dans les moyens de traitement.

Les fractures avec peu de déplacement et une tendance légère à celui-ci seront très-avantageusement traitées par une gouttière moulée sur l'avant-bras et la main : pour faire ce petit appareil, il faut asseoir le malade près d'une table, y placer un coussin, sur celui-ci étendre une toile cirée, puis y placer le membre en supination, la surface palmaire dirigée en haut et la main placée dans l'adduction moyenne ; l'avant-bras et la main ayant été enduits d'une couche de plâtre liquide, on y applique le linge plâtré en le moulant exactement sur les parties et en ne le faisant arriver qu'à 4 centimètres du pli du coude.

L'attelle étant solidifiée, on la nettoie et on la maintient avec quelques tours de bande, et le bras, étant alors demi-fléchi et ramené près du tronc, se trouve placé dans la situation moyenne entre la pronation et la supination, dans laquelle les deux os de l'avant-bras sont à leur maximum d'éloignement l'un de l'autre, placés par conséquent dans la situation la plus favorable au traitement, comme l'a établi M. le professeur Sédillot ; il n'y a aucun doute sur la solidité de ce précepte, seulement nous différons d'opinion avec notre maître, en considérant la situation moyenne comme étant celle où l'éloignement est le plus grand, tandis que lui pense que cette situation est la supination forcée, même quand le bras est demi-fléchi et rapproché du corps.

Il est bon de bien surveiller l'état des parties, car une déformation qui ne s'est pas produite tout d'abord, peut se produire plus tard, voici comment : au début de l'accident, les surfaces de la fracture sont rugueuses, par conséquent ne glissent pas facilement l'une sur l'autre ; au bout de quelques jours, ces surfaces deviennent glissantes, surtout dans les parties spongieuses des os, par la résorption de la substance calcaire qui précède la cicatrisation osseuse ; pour peu que la contraction musculaire y aide, il se produit une déformation qui cause au chirurgien et au malade une pénible surprise.

Le glissement n'est pas facile si l'attelle a été parfaitement moulée sur l'avant-bras et la main ; au reste, le dos de la main peut toujours être examiné, car il reste à nu ; pour le voir, il suffit d'enlever quelques tours de bande.

Pour le traitement des fractures du radius avec déformation notable ou déformation facile à se reproduire, nous préférons

l'appareil à 2 attelles, au moins pendant les 15 premiers jours ;
au bout de ce temps, on peut appliquer une gouttière plâtrée
comme ci-dessus et au besoin y ajouter, après que celle-ci aura
été solidifiée, une seconde attelle dorsale qui aidera, au besoin, la
contention des parties. Pour les fractures avec pénétration des
os, irréductibles, nous croyons que ce qu'il y a de mieux à faire
consiste à maintenir l'immobilité moyennant une gouttière plâtrée
, bien appliquée et qui prenne exactement la main tout entière;
c'est le seul moyen d'éviter les fortes douleurs qui accompagnent
parfois ce genre de lésions.

Extrémité inférieure. — Le traitement des fractures de la cuisse
à sa partie supérieure (col), à sa partie moyenne (diaphyse), à sa
partie sus articulaire et articulaire, est un problème de thérapeutique fort difficile à résoudre d'une manière entièrement satisfai-
sante. Les appareils plâtrés et surtout les gouttières plâtrées
n'ont, pas plus que les autres, réalisé la perfection absolue, ils
n'ont eu qu'un seul avantage qui leur est inhérent : celui de produire la guérison d'une manière plus inoffensive, moins doulou-
reuse que par tout autre moyen, et de permettre du moins une
surveillance de tous les instants de l'état du membre en traitement; quant à éviter plus sûrement que d'autres appareils le
raccourcissement fatal de la cuisse chez les adultes, il ne peut y
prétendre d'une manière absolue; peut-être y arriverait-on en y
combinant l'extension continue, rendue à la fois efficace et inoffensive par l'emploi des bandes de diachylum et les poids, cela
est possible, mais nous n'oserions l'affirmer, ne l'ayant pas encore
essayé; nous savons trop quels sont les démentis que donnent souvent la pratique aux conceptions les plus ingénieuses pour ne pas
rester à cet égard dans une réserve prudente et pour ne pas nous
borner à ne citer dans ce travail pratique que ce que l'expérience
nous a appris.

Nous n'avons point employé la gouttière plâtrée dans le traitement des fractures du col; les vieillards, les femmes surtout, chez
lesquelles arrive presque exclusivement cet accident, supportent
mal une immobilisation complète; je me suis borné, dans les cas
nombreux que j'ai eu à soigner, à mettre la cuisse dans la demi-
flexion et à surveiller le membre pour que le renversement du
pied en dehors ne se produise pas : à cet effet, j'ai, dans un cas,
moulé sur le pied et la partie tout inférieure de la jambe une
espèce de bottine, à la partie postérieure de laquelle j'avais soudé

une attelle transversale qui empêchait le renversement; la malade, indocile, et presque en enfance, n'a supporté ni appareil ni contention; la guérison s'est faite avec la déformation classique. Cette précaution pourrait être employée avec avantage, car elle m'a paru très-bien remédier au renversement du pied en dehors sans causer la moindre douleur (1).

J'ai traité un grand nombre de fractures de la cuisse avec des résultats fort divers. Au début, j'avais une confiance très-grande dans l'exactitude de la contention et j'attendais avec sécurité la fin du traitement; j'eus la pénible surprise de trouver de légères excurvations du membre en dehors et des raccourcissements sensibles, dont je n'avais pu, pendant le traitement, apprécier exactement la longueur par une mensuration attentive; on sait combien elle est délicate à faire. Je ne tardai pas à voir que le retrait du membre dans l'appareil, par l'absorption du gonflement traumatique et par l'atrophie temporaire qui est le résultat du repos absolu, laissait trop de jeu à ces déformations, et que le rembourrage de coton moyennant lequel j'avais cherché à combler les vides, constituait une contention insuffisante; que, d'autre part, la gouttière, ouverte en avant de haut en bas, avait, malgré le renforcement des parois par des doubles de linge plâtré, une solidité insuffisante pour éviter un écartement dans la largeur de la gouttière; j'apportai donc dans la confection des appareils deux modifications : celle de faire monter le côté externe jusqu'à la crête iliaque, et celle de relier ces deux côtés de la gouttière par trois traverses en linge plâtré, l'une oblique au haut de l'appareil, l'autre transversale au-dessus du genou, enfin la dernière sur le cou-de-pied, traverses qui se soudent parfaitement à l'appareil; je pris aussi la précaution de remplacer l'appareil ancien par un appareil nouveau, vu que le retrait du membre lui fait un jeu qui

(1) Je viens de lire avec un vif intérêt dans le n° 9 (28 février 1874) du *Journal hebdomadaire de médecine* de Vienne (*Wiener medizinische Wochenschrift*) un travail du professeur Dittel, de Vienne, dans lequel il propose, pour éviter la rotation du membre en dehors dans la fracture du col du fémur, de maintenir le pied moyennant un étau fixé sur une planchette, qui saisit le talon de la bottine appliquée sur le pied du membre fracturé.

L'étau ne peut se renverser en dehors à cause de la longueur de l'attelle sur laquelle il est fixé et qui fait l'office d'un long éperon appliqué perpendiculairement à l'axe du pied.

C'est, comme on voit, la même idée que celle que nous avons eue il y a quelques années et que nous croyons avoir réalisée d'une manière plus simple, plus facile et plus supportable pour les malades.

ne permettrait plus une contention exacte; ce changement se faisait ordinairement vers le 15e jour; à ce moment, où la déformation insensible est la plus facile par les raisons que nous avons exposées plus haut, on pouvait vérifier très-exactement la longueur du membre et sa forme; au besoin, on pourrait, si cela paraissait nécessaire, appliquer pendant quelques jours l'extension continue par le procédé Wolkmann, employé avec succès par notre habile collègue Bœckel et par nous-même dans le traitement des affections articulaires, et replacer la gouttière plâtrée quelques jours après. Depuis que nous avons changé l'appareil le 15e jour après l'avoir modifié comme est dit ci-dessus, nous n'avons point été obligé d'interposer l'extension continue entre les deux périodes du traitement, mais la chose serait rationnelle et facile; en tout cas, il est imprudent de se laisser aller, en présence de la quiétude du malade, à une sécurité absolue et de ne pas vérifier exactement la longueur et la forme du membre et de ne pas réappliquer une nouvelle gouttière dès que la première est devenue lâche.

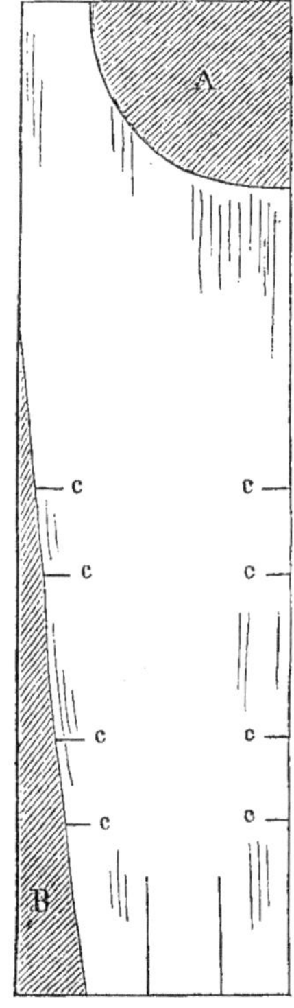
Fig. 5.

La confection de l'appareil pour le membre inférieur tout entier n'est pas plus longue ni plus difficile que celle pour la jambe; il suffit de prendre quelques précautions que nous allons indiquer : Étendre le membre sur un coussin souple qui en prenne la forme à sa partie postérieure, au besoin rembourrer avec un peu de coton cardé le creux du jarret et surtout la dépression au-dessus du talon comme pour la fracture de la jambe; prendre un morceau de linge qui ait la longueur du membre, mesuré depuis la crête de l'os des iles jusqu'au talon, en y ajoutant la longueur de la plante du pied jusqu'aux orteils exclusivement; la largeur sera quatre fois celle de la cuisse mesurée à sa partie la plus épaisse.

Le linge est imprégné de plâtre et plié en quatre comme il a été dit plus haut, puis on retranche de ce linge, à sa partie supérieure, un morceau semi-lunaire (*fig.* 5) A, qui comme dimension est déterminé par la diffé-

rence de longueur qui existe entre le côté interne dela cuisse et
la hauteur de celle-ci mesurée jusqu'à la crête iliaque; il sera
laissé au profit du côté externe une largeur proportionnelle à l'é-
paisseur de la cuisse, qui constituera la paroi externe de la gouttière et qui aura en moyenne de 7 à 10 centimètres; le linge ainsi
taillé sera glissé sous le membre placé sur une toile cirée bien
tendue. Comme la partie destinée à la jambe est trop large, on
ajuste le linge en le tirant en dehors, de façon à ce qu'au côté
interne du membre, il ait une largeur convenable pour constituer une gouttière; on retranche du côté externe un morceau ayant
la forme d'un triangle allongé B, dont la base est à la partie inférieure du linge et dont le sommet pointu s'étend jusque vers le
milieu de la cuisse, de façon à avoir en dehors comme on a eu en
dedans, par le glissement du linge, une paroi convenablement
large pour former la paroi externe de la gouttière; ce morceau
triangulaire est déposé dans le vase où a été gâché le plâtre, on
applique la gouttière exactement en faisant, si besoin est, des
incisions c perpendiculaires à l'axe du membre pour obtenir une
application exacte de la gouttière; le pied sera enveloppé comme
pour la fracture de la jambe, puis dans le restant du linge B,
on taille trois traverses : l'une pour relier obliquement le haut
du côté interne de la gouttière au côté externe de celle-ci, une
autre pour relier les deux côtés au-dessus du genou transversa-
lement, et la dernière sur le dos du pied. Le surplus du linge
plâtré est appliqué en dedans et en dehors de la gouttière pour
la renforcer et recouvrir les incisions qu'on a été obligé de faire;
on peut aussi, suivant les dimensions de l'appareil, destiner à cet
usage, après l'avoir régularisé, le lambeau semi-lunaire A, qu'on
a enlevé au côté interne, après l'avoir taillé de longueur et de largeur convenables. Tous ces raccommodages qui ne se voient pas
quand l'appareil est achevé lui donnent une grande solidité.

Quand on veut acquérir la dextérité nécessaire à une application parfaite, il faut s'exercer sur des sujets bien portants, de
taille et d'embonpoint variables, autrement on perdrait, les premières fois au moins, assez de temps pour ne finir l'appareil que
quand la solidification du plâtre serait déjà trop avancée. Il faut
en général tout bien préparer d'avance, pour que l'application du
linge plâtré puisse se faire rapidement; on acquiert bientôt assez
d'expérience pour saisir à une minute près le moment le plus favorable, et quand on est en possession de cette connaissance,

l'application est aussi rapide que facile, car le linge imprégné de plâtre acquiert à un moment donné une souplesse et une docilité à la main surprenantes, qui facilitent bien les choses.

Je ne connais aucun appareil qui, aussi bien que la gouttière plâtrée, moulée sur la partie postérieure du membre inférieur, maintienne celui-ci dans l'extension nécessaire au traitement des fractures de la rotule; quand l'extension ne suffit pas, elle n'empêche pas l'emploi des griffes de Malgaigne, si ce moyen de rapprochement des fragments est indiqué. Nous verrons plus loin le mode particulier de confection de cette gouttière que nous avons employée très-fréquemment dans le traitement des affections du genou.

Les fractures de la jambe sont particulièrement bien traitées par la gouttière plâtrée; nous n'avons jamais été obligé d'y renoncer et le plus souvent elle a remplacé avantageusement les autres appareils employés jusque-là; si bien que, depuis environ 7 ans, nous avons traité toutes les fractures de la jambe moyennant la gouttière plâtrée, et le nombre en a été très-grand. Nous ne parlerons pas du mode de confection de cet appareil, puisque, dans la première partie, la description qui a servi de type en a été faite avec tous les détails nécessaires.

Les fractures du péroné présentent, comme les fractures du radius, des indications diverses; parfois l'immobilisation simple suffit, d'autres fois il faut prendre les plus grandes précautions pour éviter le renversement du pied en dehors, si bien mis en évidence par Dupuytren dans son mémoire inséré dans l'*Annuaire des hôpitaux de Paris* et si clairement représenté dans les planches splendides de l'atlas de cette publication, déformation qui a conduit le chirurgien de l'Hôtel-Dieu à imaginer l'appareil spécial qui porte son nom et dont l'objet principal est de porter le pied en dedans, moyennant une attelle, un coussin et deux bandes. Nous avons rempli la même indication avec plus d'efficacité, croyons-nous, en moulant une attelle solide sur le côté interne de la jambe, qui, en s'enroulant autour du pied pendant que celui-ci était maintenu dans une forte adduction, le fixait dans cette situation. Le succès a été aussi parfait que possible. Dans d'autres cas, nous avons placé le membre dans une gouttière, moulée pendant que le pied était maintenu dans l'adduction. Dans les cas de fracture de la malléole externe sans déviation sensible du pied, nous avons immobilisé simplement la jambe et le pied dans une gouttière moulée, sans exagérer le renversement en dedans, car ce mouvement exagéré laisse, après l'enlèvement de l'appareil, une certaine difficulté dans la marche qui ne se dissipe qu'au bout de quelques semaines. Ce résultat est-il produit par cette situation ou par l'entorse qui accompagne toujours cette lésion? C'est ce que je n'ai pu savoir exactement.

Fractures compliquées. — C'est dans le traitement des *fractures compliquées* que la supériorité des gouttières ou attelles plâtrées se manifeste de la manière la plus évidente; car nul autre moyen contentif ne produit, à un égal degré, une contention exacte exempte de douleur, ne permet aussi facilement les pansements fréquents nécessités par d'abondantes suppurations et ne prévient aussi sûrement l'étranglement, cette redoutable complication de ces traumatismes si compliqués.

Les détails dans lesquels nous allons entrer prouveront surabondamment ces propositions. Nous avons vu plus haut que la contention d'un membre est d'autant plus efficace que l'appareil l'embrasse plus exactement; d'autant plus facile à supporter que la pression qu'il produit nécessairement se répartit sur des points plus nombreux. L'attelle moulée a l'incontestable avantage de réunir ces deux conditions essentielles. Aussi la première observation que font les malades auxquels ces appareils ont été appliqués, quand bien même la sensibilité du membre est exaltée par un état inflammatoire considérable, est qu'ils n'éprouvent plus de douleur, qu'à la gêne a succédé le bien-être, à l'inquiétude une tranquillité souvent parfaite.

Le vernissage des attelles et des gouttières plâtrées les met à l'abri de l'imprégnation par le pus ou les liquides et, par conséquent, de l'infection et du ramollissement; la facilité que l'on obtient ainsi de baigner les membres avec l'appareil, de les laver à grande eau est très-précieuse.

Une modification peu importante en apparence, introduite dans la confection de ces appareils, permet de les évider, de les rétrécir dans certaines de leurs parties pour rendre accessibles les plaies du membre sans altérer leur solidité; nous en avons déjà dit un mot : cette modification consiste à incorporer des tiges métalliques près des places qui doivent être amincies, afin de remplacer par la résistance du métal, celle de la gouttière réduite souvent à une mince languette ou à un pont étroit.

La description que nous ferons des appareils où cette disposition a été rendue nécessaire par la situation des plaies, en fera très-bien comprendre le mode particulier de construction.

Nos attelles ou gouttières, n'embrassant jamais la totalité de la circonférence du membre, laissant celui-ci à nu dans une partie de sa longueur, le chirurgien peut toujours observer ce qui s'y passe; ce mode de construction prévient aussi l'étranglement qui est la cause d'accidents si redoutables que beaucoup de chirurgiens ont cru devoir rejeter tous les appareils plâtrés, au lieu de ne rejeter qu'une manière défectueuse de les construire.

Le plâtre, comme substance se solidifiant instantanément, conserve toute sa valeur si précieuse pour la chirurgie, seulement faut-il savoir en user avec discernement. Ces remarques générales posées, examinons comment les fractures compliquées ont été traitées moyennant ces appareils.

Extrémité supérieure. — Nous avons traité une dizaine de fractures comminutives du bras, nous n'en donnerons qu'une observation qui est un spécimen de toutes les difficultés que nous avons rencontrées.

M. Stutel, dans sa thèse (1), en a donné un résumé.

M. C. J., lieutenant aux francs-tireurs, homme vigoureux et énergique, âgé de 60 ans environ, fut blessé au bras gauche par un coup de feu à une sortie au Contades qu'il commandait dans la matinée du 29 août. Il est aussitôt amené à l'ambulance du petit séminaire et installé dans une salle du rez-de-chaussée. Nous constatons à la partie antérieure et au tiers supérieur du bras gauche une ouverture d'entrée petite, circulaire, et à la partie postérieure du membre, un peu au-dessous du niveau de la première blessure, l'ouverture de sortie, plus large, irrégulière, à travers laquelle les muscles faisaient hernie. Il existe une hémorrhagie assez abondante, un gonflement notable du membre, quoique l'accident ne date pas de plus d'une heure, et une ecchymose qui s'étend à tout le bras, accompagnée de douleurs fort vives; on constate aussi une fracture comminutive de l'humérus, une mobilité très-considérable des os et une tendance au chevauchement des fragments. Le membre est placé sur une attelle coudée et matelassée qui s'étendait depuis le creux de l'aisselle jusqu'au delà de la main, et installé de façon à pouvoir recevoir des irrigations d'eau froide.

Le lendemain, le volume du membre est considérablement

(1) Page 74 et page 19.

augmenté, les douleurs sont supportables et l'eau froide soulage le malade ;

Le 3e jour (2 sept.), le gonflement est en voie de retrait, la suppuration s'établit.

Le 12e jour, on extrait des esquilles nombreuses. Le pansement qui se fait matin et soir à cause de l'abondance de la suppuration, est toujours fort long et douloureux et redouté par le malade; on est forcé de changer tout l'appareil; on constate alors, à la partie inférieure interne du bras, une plaie large et profonde, résultant de la pression de l'épitrochlée sur les téguments, cette circonstance ne permet plus le même mode de pansement; nous pensons alors à construire un appareil qui, moulé sur le bras et l'avant-bras, permettrait d'y maintenir le membre suspendu comme les conduits de gaz sous les voûtes d'un pont en fer. La difficulté était d'avoir une attelle assez solide à la partie correspondante aux deux plaies qui devaient rester libres ; à cette hauteur, l'attelle ne devait conserver qu'une largeur de 5 centimètres, ce qui ne lui donnait plus une solidité suffisante; nous eûmes alors la pensée de disposer quelques fils de fer de façon à pouvoir être incorporés dans l'appareil pour le renforcer non-seulement vis-à-vis ce point, mais plus haut et plus bas. Le membre fut donc placé sur des coussins dans une situation convenable et l'attelle fut moulée sur tout le membre supérieur, les plaies d'entrée et de sortie ayant été auparavant couvertes d'un linge fin. Les tiges de fer, qui avaient été préalablement ajustées, furent placées sur la gouttière à la région indiquée, noyées dans le plâtre et recouvertes d'un linge plâtré qui les dissimulait complétement (1) ; quand l'appareil fut solide, il fut enlevé, séché à la cuisine, puis découpé vis-à-vis les plaies et vernissé; le lendemain on l'appliqua sur le bras et on fixa le membre dans cette gouttière moyennant trois compresses; le malade non-seulement le supporta très-bien, mais en éprouva un soulagement considérable. Une inadvertance dans la construction exigea qu'il fût remplacé le 26, c'est-à-dire quinze jours après sa confection.

Le nouvel appareil, construit dans les mêmes idées que le pre-

____

(1) Neudörfer, J., qui a beaucoup écrit sur les appareils plâtrés, propose une chose simple et ingénieuse pour les renforcer dans certaines parties. Il recommande d'appliquer et de noyer dans le plâtre du chanvre peigné dont se servent les cordiers et les ménagères, et au besoin même de prendre de l'étoupe. (*Allgem. milit.-ærztliche Zeitung*. Vienne, 25 juin ; 4.)

mier, mais avec plus de soins, fut conservé par le malade pendant plus de quatre mois, jusqu'à la consolidation complète de la fracture, laquelle fut précédée d'extraction de nombreuses esquilles qui, réunies, représentaient à peu près l'os entier, sur une longueur de près de sept centimètres. Pendant ce long traitement, le malade put recevoir avec l'appareil tous les soins de propreté et prendre des bains sans subir de détérioration. Après la guérison, le blessé voulut l'emporter comme une précieuse relique et un compagnon fidèle auquel il attribuait l'affranchissement des souffrances et la conservation de son bras. C'est notre conviction que, sans cet appareil, le membre n'eût pu être sauvé. La guérison fut aussi parfaite qu'elle pût l'être; la forme du bras ne laissa absolument rien à désirer et la longueur resta normale, malgré cette grande perte de substance; malheureusement, la balle ayant atteint le nerf radial, les muscles innervés par lui, furent paralysés; les mouvements du coude, tenu demi-fléchi pendant si longtemps, étaient en train de se rétablir peu à peu quand le malade quitta la Toussaint, où il avait été transporté lors de l'évacuation de l'ambulance du petit séminaire. C'est là que nous eûmes la satisfaction de lui apprendre qu'il venait de recevoir la décoration pour sa courageuse conduite. Il n'a point joui longtemps du bonheur de la porter, car il mourut peu de mois après, frappé d'apoplexie, à l'établissement thermal où il était allé demander l'achèvement de sa guérison.

Cet appareil présente un vrai spécimen des difficultés que peut rencontrer le traitement des fractures comminutives du bras, ainsi que des modifications qu'elles imposent au chirurgien, c'est pourquoi nous avons insisté sur les détails de leur construction.

Fractures du coude. — Nous avons eu à traiter douze fractures du coude avec ouverture de l'articulation et perte de substance plus ou moins considérable des éléments articulaires. Un de ces malades, le moins gravement atteint, puisqu'il ne portait qu'une fracture de l'olécrâne, a succombé à la suite du tétanos, qui se déclara le douzième jour. et qui emporta le malade deux jours après. (Voy. l'observation II de la thèse de M. Stutel.) Presque tous ces malades furent traités par la gouttière plâtrée, qui fut moulée sur le bras et l'avant-bras, celui-ci ayant été convenablement couché en demi-flexion. Nous introduisîmes, pour un cas spécial, dans un de ces appareils, une modification commandée par la situation de la plaie et la nécessité de son pansement fré-

quent, modification qui devint le point de départ d'essais plus
étendus. L'observation est relatée sommairement p. 79, n° 4, de
la thèse déjà citée ; nous la compléterons pour bien faire comprendre le mode de structure de cet appareil.

Le nommé Guttfund (Jérôme), soldat au 13e bataillon de chas-
seurs à pied, entra, le 21 septembre 1870, à l'ambulance du
petit séminaire, atteint d'un coup de feu au coude gauche. L'olécrâne est fracturé en éclats ; le doigt arrive dans l'articulation,
dont les mouvements sont encore possibles.

On installe provisoirement le membre dans un appareil et on
institue des irrigations continues qui, n'étant pas supportées,
sont remplacées par des cataplasmes, qui soulagent beaucoup le
malade et déterminent une suppuration abondante.

Après la sédation des accidents aigus, je pensai immobiliser le
membre dans une gouttière plâtrée ; mais la chose me parut fort
difficile, en raison de l'étendue de la plaie et de sa situation à la
convexité du membre, qui devait rester découverte pour le pansement qui devait se faire deux fois par jour.

Je songeai alors à faire une valve (*fig.* 6) pour le bras embrassant les deux tiers du membre et une valve pour l'avant-bras
et de les relier par une petite armature en fil de fer. Voici
comment cela fut exécuté :

Je choisis du fil de fer de trois millimètres de diamètre ; j'en
coupai deux fragments de trente centimètres de longueur, je les
réunis dans le milieu de leur longueur,
en les tordant l'un sur l'autre sur une
longueur de douze centimètres environ,
j'obtins ainsi une tige résistante à laquelle je donnai une courbure en demi-
cercle ; les bouts furent placés de façon
à pouvoir s'incorporer dans les valves supérieure et inférieure par simple position
des quatre bouts du fil de fer sur les
deux gouttières ; ils furent recouverts

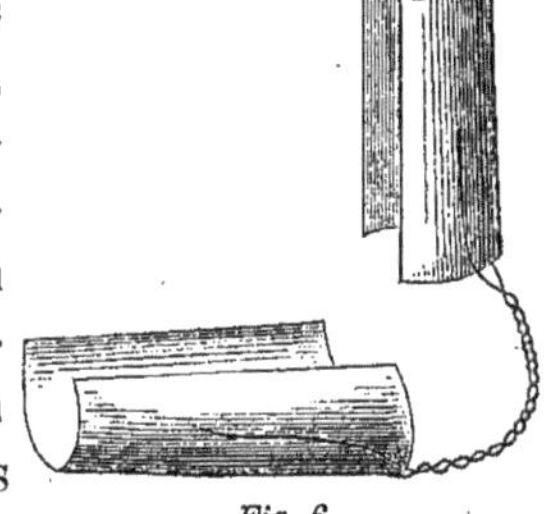

Fig. 6.

d'un linge plâtré. De cette façon, la plaie était complétement libre
sous le petit arc sous lequel pouvaient passer les pièces de pansement et qui maintenaient dans des rapports fixes les deux
parties de l'appareil. L'effet fut aussi favorable que possible ;
peu après, le bras et l'avant-bras se ridèrent, preuve évidente
du dégonflement commençant et d'une sédation réelle des acci-

dents inflammatoires. Quelque temps après, ne voulant pas laisser le coude dans l'immobilité absolue ni sortir le membre de l'appareil, j'ouvris un peu l'arc de cercle et, après avoir imprimé au membre des mouvements légers de flexion et d'extension, je le maintins dans une situation moins fléchie. La guérison fut si parfaite que le malade put reprendre son travail.

Cette interposition d'une tige métallique entre les deux parties d'un appareil nous parut une heureuse trouvaille; on verra quelle application en fut faite par nous dans le traitement d'une fracture grave de la cuisse.

Nous eûmes à traiter quelques fractures de l'avant-bras qui, sauf une, ne présentèrent rien de particulier et auxquelles furent appliquées des gouttières, dans lesquelles le membre se trouvait bien contenu, le malade en quiétude parfaite. Nous eûmes l'honneur de présenter à la Société de médecine de Strasbourg un artilleur, serrurier de son état, qui eut le radius et le cubitus traversés par une balle, à quelques centimètres au-dessus de l'articulation de la main, et qui guérit sans conserver de gêne dans aucun des mouvements de l'avant-bras, de la main ou des doigts.

Pendant plusieurs jours, je fus sollicité de procéder à l'amputation de l'avant-bras par mes aides, qui n'espéraient point la guérison d'une affection si grave. Huit jours après son entrée, j'appliquai sur l'avant-bras et sur la main une attelle plâtrée qui fut vernissée et échancrée de chaque côté, pour laisser à nu les plaies d'entrée et de sortie; le malade conserva son attelle pendant plusieurs mois et la montra avec son bras guéri à la Société de médecine; malgré ce long usage, et des lavages et des bains, elle n'avait subi aucune détérioration; elle a été conservée à l'hôpital civil de Strasbourg. (Voy. *Gaz. méd. de Strasbourg*, 1871, n° 16, p. 105; Soc. de méd., séance du 2 nov. 1871.)

Fractures des membres inférieurs. — Les fractures comminutives de la cuisse doivent être rangées parmi les lésions les plus graves auxquelles le chirurgien puisse être appelé à remédier; je ne rappellerai pas ici les discussions auxquelles ont donné lieu les doctrines contraires de l'amputation et de la conservation, de l'amputation immédiate et retardée; nous supposons donné le problème de la conservation des membres, que l'expérience récente tend à étendre et qui grandira dans la proportion des perfectionnements sérieux dont le traitement des fractures sera enrichi. Nous avons vu très-peu d'amputés de cuisse sortir guéris des

ambulances, en général ; nous avons vu nombre de blessés atteints de fractures comminutives laissés pendant trop longtemps
sans traitement méthodique et comme abandonnés, et qui traînaient, après de long mois, un membre horriblement déformé,
comme un poids incommode ; d'autres qui, outre ces déformations, avaient conservé des suppurations qui ne se tarissaient
qu'un moment pour recommencer plus abondantes sous l'influence de causes inconnues ; ils n'avaient pas succombé, malgré
la gravité de leur blessure et les conditions fâcheuses où ils
s'étaient trouvés. Nous avons reçu peu de fractures comminutives
susceptibles d'être traitées par la conservation
des membres ; nous éliminons naturellement de
ce chapitre les fractures simples, dont il a été
question plus haut. Deux malades seulement
nous ont paru susceptibles d'un traitement conservateur ; les deux, après avoir traversé de formidables accidents, sont sortis en bon état de
nos ambulances. L'un a été évacué sur l'hôpital
militaire dirigé par les Prussiens, porteur d'une
gouttière spéciale, que nous décrirons plus loin,
l'autre avec une gouttière échancrée et renforcée. Le premier, m'a-t-on dit, aurait succombé un mois ou six semaines après, à l'hôpital militaire, où notre appareil avait été remplacé par un autre ; l'autre blessé, recueilli par
nous à l'hôpital, a guéri avec un raccourcissement de quatre à cinq centimètres, mais ayant le
membre dans une direction normale et pouvant
marcher sans béquilles, moyennant un soulier
qui compense, par la hauteur de la semelle,
la différence de la longueur des deux cuisses ;
il est en ce moment à Nancy.

L'application des gouttières plâtrées à ces
deux blessés a été faite suivant les règles exposées plus haut. Un de ces appareils fut appliqué
par nous devant Pirogoff et M. le professeur
Sédillot qui, comme nous l'avons dit, étaient
venus visiter l'ambulance du petit séminaire.

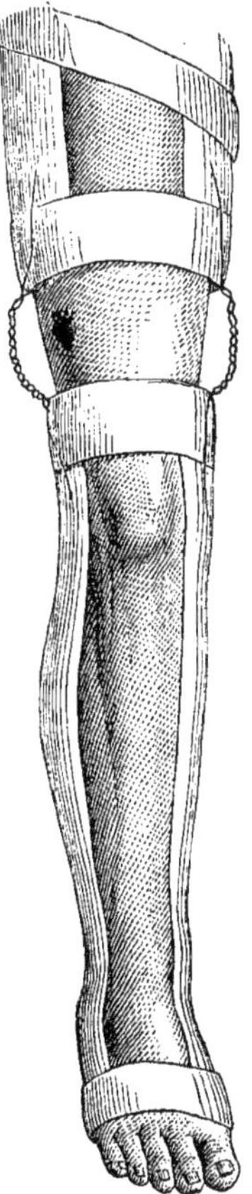

Fig. 7.

Chez l'un des malades, il a suffi d'échancrer l'appareil vis-à-vis
l'une des plaies, et, dans cette prévision, il avait été renforcé

par quelques tiges de fil de fer ; chez l'autre, il fut nécessaire de segmenter l'appareil à la hauteur des plaies et d'en réunir les deux parties par des fils de fer tordus dans leur milieu, constituant une tige résistante, terminée en haut et en bas par deux bouts se noyant dans les deux parties de l'appareil (voy. *fig. 7.*) Cette disposition rendait à celui-ci toute sa solidité.

Quand on est en présence de suppurations très-abondantes qui proviennent de foyers anfractueux et profonds, qu'on ne peut vider par une compression méthodique et qui ont pour résultat de produire un écoulement de pus considérable quand on le croit suspendu au moins pendant quelques heures, on ne peut se défendre que difficilement de l'infiltration du pus dans la gouttière qui, malgré le vernissage, n'est pas toujours suffisamment protégée contre le ramollissement et l'infection; nous avons fini par trouver deux moyens qui nous ont été d'un très-grand secours par leur efficacité à prévenir l'infiltration du pus dans l'appareil, c'est le rembourrage de l'appareil dans le voisinage de la plaie avec du coton; ce corps ne s'imprègne que difficilement et très-lentement et seulement à la surface; en le changeant souvent, on a une digue presque imperméable; si on a la précaution de recouvrir cette digue et le membre au pourtour de la plaie avec du collodion riciné, l'enduit devient tout à fait imperméable et capable de résister pendant fort longtemps. Nous avons employé naguère, à la clinique de l'hôpital de Strasbourg, ce défensif dans un pansement inamovible, appliqué à la suite d'une résection de l'épaule; il a prévenu, pendant tout le temps du traitement et jusqu'à la guérison, toute infiltration purulente dans l'appareil, malgré sa situation, qui devait favoriser cette infiltration.

Malgré tout, une surveillance incessante de tous les détails de ce traitement si long et si difficile et une patience soutenue sont indispensables dans ces cures longues et difficiles.

Le traitement des fractures comminutives du genou, qui ne sont plus regardées comme indiquant nécessairement l'amputation de la cuisse, étant le même que celui des résections de cette articulation, nous en parlerons plus loin.

Le véritable triomphe de la gouttière plâtrée se trouve dans son application aux fractures comminutives de la jambe. C'est une conviction profonde chez nous, que des centaines de faits ont fortifiée depuis sept ou huit ans, qu'elle a sauvé la jambe et quelquefois la vie aux malades. Le meilleur sédatif des accidents inflammatoires est dans l'immobilité absolue qu'elle donne au membre et la tranquillité exempte de douleur qu'elle procure aux malades. Le supplice du talon nous est depuis longtemps inconnu. Non-seulement nous n'avons jamais remarqué d'escarre à cette région, mais jamais d'excoriation ni de rougeur, jamais le moindre sentiment de douleur ni de gêne. Ce résultat, que nous avons toujours obtenu et que nous avons remarqué dans la pratique de nos collègues qui, depuis longtemps, emploient la gouttière plâtrée, nous l'attribuons au soin extrême que nous prenons de bien mouler dans le coussin sur lequel nous étendons le membre un creux pour le talon et d'appliquer la gouttière exactement sur le membre en arrière et en bas, comme pour en prendre le moule; de cette façon, celui-ci est si exact que les rides de la peau s'y trouvent exactement reproduites. Il en résulte que le membre repose sur tous les points de sa surface et n'éprouve nulle part de pression pénible. Toutes les fois que l'on a remarqué, à la suite de l'application d'un appareil plâtré ou autre, une douleur au talon ou une excoriation, à plus forte raison une escarre, on peut dire que la construction de l'appareil a été défectueuse en ce que la pression a été inégalement répartie lors de la construction, ou que celle-ci a permis un dérangement qui a laissé se produire consécutivement ce résultat.

Dans les derniers temps de notre séjour à l'hôpital de Strasbourg, nous avons reçu une malade atteinte de fracture comminutive de la jambe avec esquilles, issue des os, plaie gangréneuse des téguments, lésion produite par une voiture qui avait broyé le membre. Cette femme, munie d'un appareil provisoire, nous était envoyée pour subir l'amputation de la jambe; elle souffrait horriblement. Nous lui avons appliqué une gouttière plâtrée vernissée, et la malade sortait guérie au moment où nous avons dû quitter l'Alsace, à la fin de septembre 1872. Elle a eu des abcès qui ont été ouverts; on a extrait des esquilles, mais l'appareil n'a jamais causé la moindre douleur et a permis un pansement simple et rapide. On sait ce que celui-ci exige de temps quand on emploie le meilleur des appareils dans ces cas, l'appareil de Scultet.

Résections. — Les lésions produites par la main du chirurgien dans les résections, cette conquête de la chirurgie moderne, réclament impérieusement que les deux indications principales du traitement des fractures soient exactement remplies; il faut main-

tenir immobiles les fragments et combattre les accidents. Tous
ceux qui ont pratiqué ces opérations et traité les malades après
ces opérations graves savent que les difficultés les plus considérables ne résident pas toujours dans l'opération. M. Ollier a fait
ressortir avec raison l'importance de l'immobilité absolue des
fragments à la suite de l'opération; l'appareil qu'il a proposé à
cet effet pour les résections de l'épaule est excellent, nous avons
eu occasion de l'expérimenter. La facilité de la guérison et
l'absence de douleur et d'inflammation ou la modération du
traumatisme sont certes le résultat de la perfection avec laquelle l'immobilisation s'obtient par le mode de déligation qu'il
propose.

Nous croyons que la gouttière plâtrée ne peut pas être employée dans les cas de résection de l'épaule et que l'appareil de
M. Ollier est jusqu'ici le meilleur. Mais dans les résections du
coude et du poignet, la gouttière plâtrée est un appareil aussi
facile à appliquer qu'à supporter par les malades : nous pourrions
citer plusieurs exemples pris dans notre pratique pour le coude,
et dans celles de nos collègues pour les autres, qui prouveraient
sa supériorité sur les autres moyens contentifs.

Nous ne croyons pas jusqu'ici que la gouttière plâtrée soit
applicable avec avantage aux résections de la hanche, mais rien
ne peut égaler la supériorité de la gouttière plâtrée dans le traitement des résections du genou. Le premier malade auquel nous
l'avons appliquée est un opéré de notre collègue, M. Bœckel, qui,
en le montrant guéri à la Société de médecine de Strasbourg,
a fait la part qui lui revenait dans cette guérison remarquable.
Depuis ce temps la construction de ces appareils a été perfectionnée encore, de sorte que les indications du traitement se trouvent
remplies avec une plus grande perfection. Trois choses sont pré-
cieuses : l'immobilité complète du membre, l'absence complète
d'étranglement qu'une simple gouttière ne produit pas ou auquel,
s'il se produit, on remédie sans la moindre difficulté, la facilité
du pansement et de la surveillance du membre.

Après ce que nous avons dit du traitement des fractures comminutives de la jambe et des avantages de leur traitement moyennant les gouttières plâtrées, nous n'avons rien à ajouter pour le
traitement des résections pratiquées sur la jambe et le pied.

Maladies articulaires. — Très-nombreux ont été les cas où
les attelles et gouttières plâtrées ont été appliquées au traitement

des affections articulaires quand il était indiqué de mettre au repos ces organes; il est clair que ces appareils ne peuvent remplir d'autres indications que l'immobilisation, mais il a été évident pour nous que, dans certaines circonstances déterminées que nous indiquerons, elles ont eu sur les autres moyens d'immobilisation une incontestable supériorité.

Dans les arthrites vertébrales, elles ont été essayées sans succès; un mode efficace et non douloureux d'immobilisation de la région cervicale est encore à trouver; nous avons plusieurs fois tenté de construire une gouttière pour la tête et le haut du tronc qui puisse empêcher tout mouvement dans le cou, nos essais dans cette direction ont constamment échoué; nous ne croyons pas toutefois le problème insoluble, mais nous devons avouer que nous n'avons pu le résoudre.

L'immobilisation de l'articulation scapulo-humérale se fait aussi plus avantageusement avec des bandes qu'on enduit d'amidon, de dextrine ou de silicate de potasse qu'avec des gouttières ou attelles plâtrées. Mais le coude et l'articulation radio-carpienne peuvent être immobilisés parfaitement avec des gouttières plâtrées et nous les avons employées bien souvent. Nous avons depuis longtemps remplacé par des gouttières les attelles coudées et surtout les palettes qui sont si incommodes, si mal supportées par les malades, parce que la main, formant à l'état de repos une surface concave, ne repose sur une surface plane que par sa racine et l'extrémité des doigts, tandis qu'une attelle moulée sur la surface palmaire de la main incruste parfaitement cette partie du corps et donne une immobilité complète que les malades apprécient au plus haut degré. Nous avons, par ce moyen, immobilisé la main dans un cas de carie scrofuleuse du troisième métacarpien. Cet appareil permit à l'enfant de sortir au grand air, de subir l'influence d'une hygiène plus généreuse, d'un traitement plus approprié; le premier effet a été un allégement complet de ses souffrances qui a été le commencement d'un travail réparateur qui s'est terminé par la guérison aux eaux de Kreutznach; le petit malade ne pouvait assez dire combien sa gouttière *lui était bonne*.

J'ai eu occasion, il y a quelques années, de traiter, à très-petite distance de temps l'un de l'autre, des malades atteints de luxations du pouce en avant et en arrière qui se reproduisaient après la réduction; il fallait dans un cas, pour maintenir la réduction, tenir le pouce dans l'extension forcée, dans l'autre, dans la flexion;

dans l'un et l'autre cas, la situation différente a été maintenue par une attelle plâtrée moulée sur la main tenue dans la situation voulue; au bout de quelques semaines, la guérison était solide et les malades ont pu reprendre leurs occupations. Ces contentions, gênantes par tout autre appareil, n'avaient occasionné aucune douleur pendant toute la durée du traitement et n'ont laissé aucune suite fâcheuse. Les malades et les appareils ont été présentés à la Société de médecine de Strasbourg; les premiers avaient été traités dans le service de la clinique chirurgicale et ont été vus et suivis par les élèves, et les observations ont été publiées dans la thèse de M. Müller, p. 47, et la *Gazette médicale de Strasbourg*, décembre 1865.

Nous avons souvent appliqué des appareils plâtrés dans les coxalgies, mais nous n'en avons pas été satisfait, soit qu'ils aient été construits sous forme de gouttières ou sous forme de bandes plâtrées suivant la manière de faire de Mathysen, quand bien même le bord supérieur fut garni de basane blanche rabattue sur l'appareil, comme un de nos élèves les a vu faire, il y a peu de temps, à la clinique chirurgicale de Vienne; jusqu'à nouvel ordre, nous préférons les appareils amidonnés ou silicatés dans le traitement de ces affections si graves et si rebelles.

Depuis quelques années, nous avons pour le traitement des affections articulaires du genou, quand il s'agit simplement d'immobiliser cette articulation, préféré la gouttière ou linge plâtré à l'appareil complet amidonné; il a l'avantage de permettre d'appliquer, sur l'articulation même, un traitement révulsif, teinture d'iode, cautérisation, etc., et de ne pas emprisonner inutilement tout le membre dans un appareil fermé où il peut subir des détériorations importantes qu'on ne voit souvent que trop tard. Voici comment nous procédons dans ces cas : le membre ayant été rasé de haut en bas, le malade est couché sur le ventre, le membre malade étendu sur un coussin soigneusement placé dans une direction convenable; on moule ensuite un linge plâtré qui s'étend depuis le pli de la fesse jusqu'à 10 centimètres du talon, on ajuste bien toutes les parties de la gouttière pour qu'elle prenne bien le moule du membre, on renforce le milieu avec l'excédant de largeur du linge enlevé d'un côté à la partie inférieure, puis, quand l'appareil est solidifié, on retourne le malade sur le dos et on installe le membre sur des coussins; la gouttière tient toute seule, car elle embrasse plus de la moitié de la circonférence du membre ; pour la maintenir parfaitement, on l'entoure avec le membre moyennant deux ou trois compresses. En plaçant le membre sur des coussins, on doit avoir soin que le talon ne porte pas.

L'effet de l'appareil est instantané, il produit une tranquillité parfaite. Dans un cas d'arthrite' rhumatismale aiguë, la sensibilité de l'articulation avait été telle, que la trépidation légère produite par la marche des personnes autour du lit causait de violentes douleurs qui arrachaient des cris à la malade; elle fut calmée immédiatement, et peu après la malade entra dans la voie de la guérison, qui fut complète au bout de deux mois. Nous avons immobilisé avec une gouttière semblable que nous garnîmes de fil de fer pour permettre la suspension, l'extrémité inférieure d'un malade affecté depuis fort longtemps d'hydarthrose; l'immobilisation, combinée avec des cautérisations linéaires au fer rouge, qui avaient été essayées vainement sans l'immobilisation, eut pour effet la guérison de cette maladie si rebelle.

Loin de moi l'idée de présenter la gouttière plâtrée comme une panacée dans le traitement des arthrites aiguës ou chroniques, les tumeurs blanches, etc. Les préceptes thérapeutiques si judicieux formulés par Bonnet subsistent avec toute leur valeur; le redressement et l'immobilisation dans la position normale rendue au membre malade sont les deux indications capitales de ce traitement à une certaine période de la maladie. Les moyens de redressement et d'immobilisation ont subi dans ces derniers temps des améliorations très-notables dont la chirurgie clinique fait son profit; il n'entre pas dans mon intention de développer ici ce sujet, il a été l'objet de discussions qui ont été publiées (1), je veux seulement établir ceci, qui appartient au sujet que je traite, que dans le plus grand nombre de cas d'arthrite, l'immobilisation de l'articulation par la gouttière plâtrée présente sur l'immobilisation par le bandage amidonné des avantages considérables, parmi lesquels est, en première ligne, la facilité d'un traitement direct de l'articulation laissée à jour dans la gouttière et parfaitement immobilisée par elle.

L'avantage que procure une gouttière ou attelle moulée sur l'articulation tibio-tarsienne, de pouvoir laisser à nu telle ou telle partie de l'articulation, tout en l'immobilisant très-bien, sera

____

(1) *Gaz. méd. de Strasb.*, 1871, Soc. de méd.

vivement apprécié dans les cas où existe une suppuration ou la nécessité d'un traitement direct. Nous ne reviendrons pas sur ce sujet qui a été développé plus haut, nous dirons seulement que, dans les affections tibio-tarsiennes comme dans celles que nous avons mentionnées, ce mode de déligation conserve ses avantages particuliers et permet au chirurgien un traitement mixte, quand celui-ci est nécessaire, bien plus facilement que par tout autre moyen, et que là, comme ailleurs, son application est très-facile pour celui qui s'est exercé à la manipulation du plâtre.

Nous pourrions examiner ici quelle parenté nos appareils ont avec ceux faits en plâtre coulé, complets ou hémipériphériques, avec ceux en linge plâtré suivant la méthode de Mathysen, ou ceux qu'on a appelés cataplasmes plâtrés proposés par Pirogoff, les attelles plâtrées de Maisonneuve, les appareils imperméables de Mitscherlich, etc. Tous ces détails historiques se trouvent exposés dans la thèse de mon neveu Gallet (1) et de M. Müller (2) où la part qui revient aux uns et aux autres se trouve exactement mentionnée. Il résulte de ces documents que les attelles ou gouttières en linge plâtré, simples ou vernissées, faites comme nous avons indiqué plus haut, nous appartiennent et ne sont point la copie de telle ou telle autre manière de faire.

Plus profitable que ces revendications de priorités est de voir ce que pensent de nos appareils ceux qui les ont expérimentés.

Nous pouvons dire d'abord que, depuis quelques années, nos appareils ont été adoptés dans le traitement des fractures simples et compliquées par nos maîtres et collègues de Strasbourg. Cette préférence accordée par ces hommes habiles et judicieux à nos moyens de traitement est un précieux témoignage de leur supériorité. Voici ce qu'en dit M. le professeur Sédillot :

Après avoir fait la description du mode de confection de mes appareils dans le dernier écrit sorti de sa plume féconde, inspiré par l'expérience de nos désastres (3), il ajoute : « Nous avons « décrit assez longuement cette méthode, en raison de l'impor-« tance de ses applications, et notre collègue, M. Herrgott, a cer-« tainement accompli un progrès par les ingénieuses dispositions « de ses attelles. »

(1) *Loc. cit.*, p. 34 et suiv.
(2) Thèse citée.
(3) Chirurgie de guerre. *Du Traitement des fractures des membres par armes à feu*; Strasbourg, 1874 ; p. 62.

M. le Dr Cousin, rendant compte de l'ambulance des ponts et chaussées (service de M. Demarquay) dit (1) : « Le meilleur de « tous ces appareils est à mes yeux le bandage plâtré moulé « directement sur le membre, selon la méthode de M. le profes- « seur Herrgott, bandage qui se fabrique facilement...; l'immobi- « lité est obtenue d'une façon presqu'absolue par ce bandage qui « peut rester en place jusqu'à six semaines sans se détériorer...; « les blessés ne souffrent pas du contact du plâtre avec la peau.... « Il n'est pas de gouttière qui puisse rivaliser avec l'appareil plâtré.

« Tous les blessés sur lesquels nous avons eu l'occasion d'ap- « pliquer ce mode d'immobilisation ont été unanimes pour recon- « naître la supériorité de ce pansement. »

Nous n'avons rien à ajouter à ces témoignages si flatteurs ren- dus par ces chirurgiens éminents et les malades eux-mêmes, nous pouvons dire que notre ambition à cet égard a été entière- ment satisfaite, car nos efforts ont reçu leur meilleure récom- pense. Il ne nous reste plus qu'à désirer que par la vulgarisation les appareils soient étendus à tous ceux qui peuvent en avoir besoin, et qu'aux perfectionnements que nous avons produits d'autres en ajoutent de meilleurs encore, pour rendre plus faciles pour le chirurgien, plus efficaces pour les malades, ces traitements si difficiles.

(1) *Note pour servir à l'Histoire de la résection du genou en temps de guerre*, 1872, p. 18.

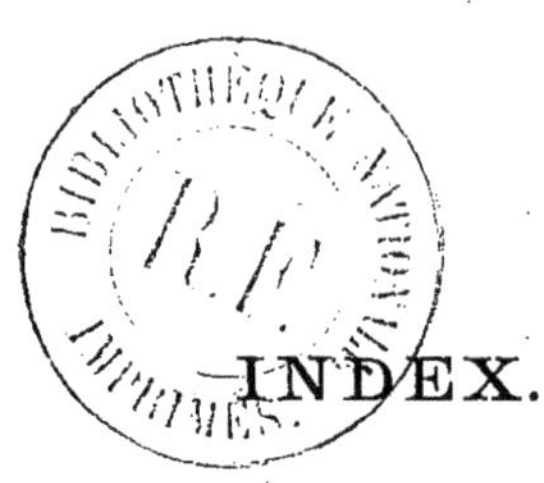

INDEX.

Nancy, imprimerie Berger-Levrault et Cⁱᵉ.

9 782019 271114